HIPPOLOGIE

ÉTUDE D[...]
ET DES C[...]
DE SON UTILISATION DANS L'ARMÉE

PAR

J. HUGUES,

Vétérinaire de régiment de 1re classe,
professeur d'hippologie à l'École de Guerre, membre titulaire de l'Académie de médecine.

AVEC PLANCHES

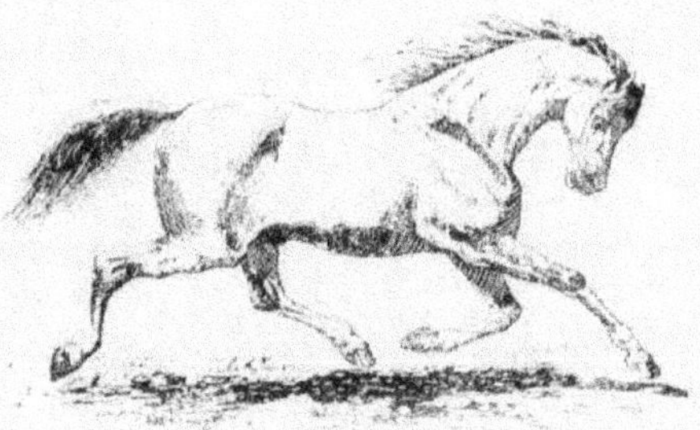

BRUXELLES
Librairie militaire C. MUQUARDT
MERZBACH & FALK, ÉDITEURS
Libraires du Roi & du Comte de Flandre

—

1886

HIPPOLOGIE

ÉTUDE DU CHEVAL

HIPPOLOGIE

ÉTUDE DU CHEVAL

ET DES CONDITIONS

DE SON UTILISATION DANS L'ARMÉE

PAR

J. HUGUES,

Vétérinaire de régiment de 1re classe,
professeur d'hippologie à l'École de Guerre, membre titulaire de l'Académie de médecine.

AVEC PLANCHES

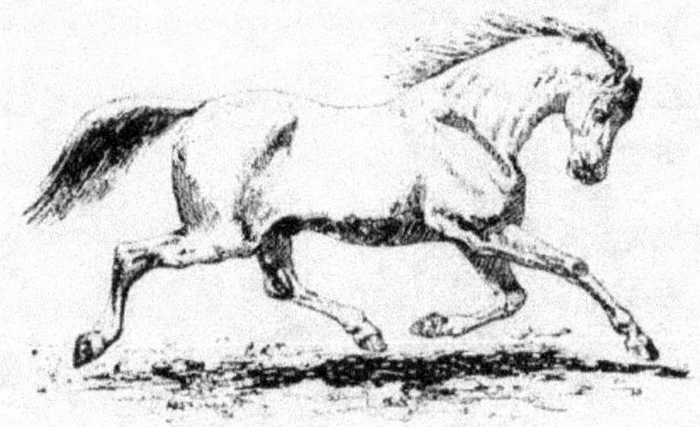

BRUXELLES

Librairie militaire C. MUQUARDT

MERZBACH & FALK, ÉDITEURS

Libraires du Roi & du Comte de Flandre.

1886.

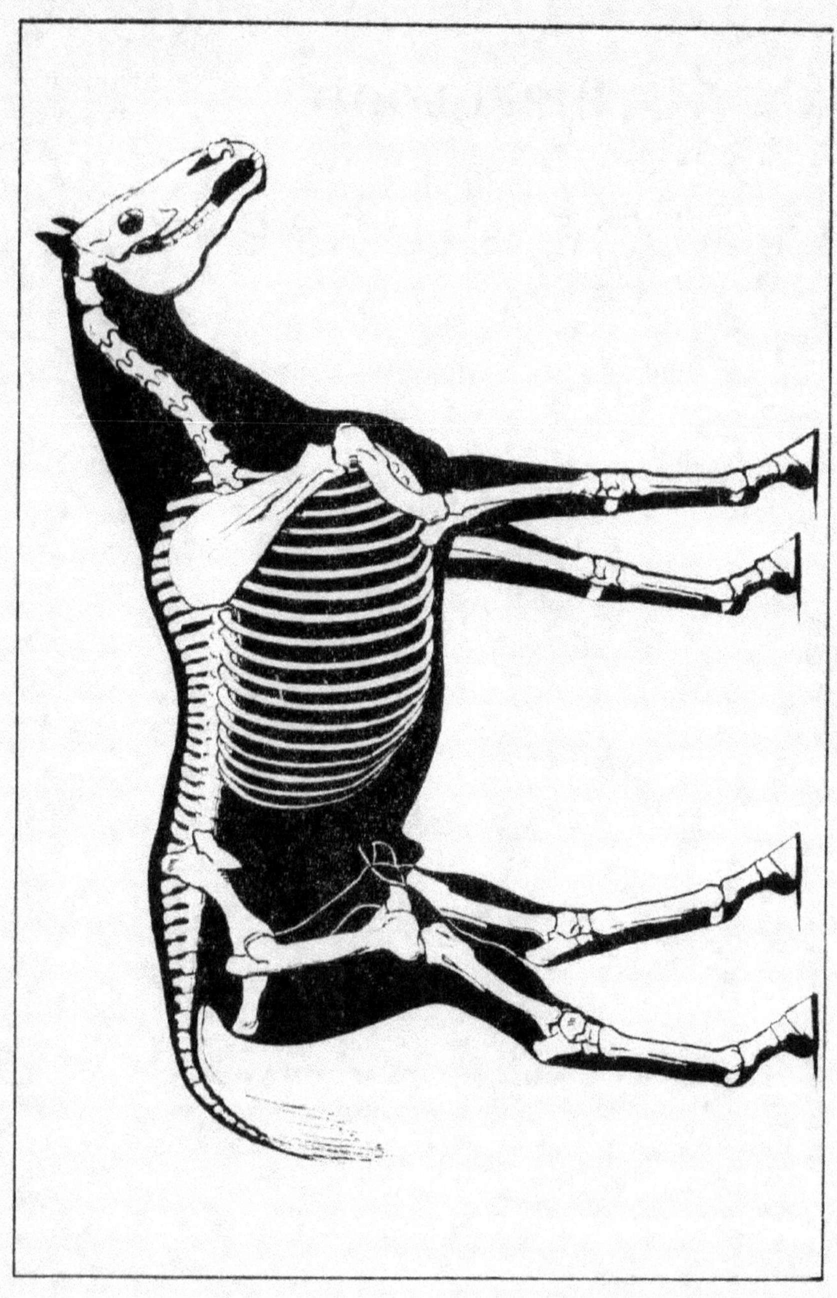

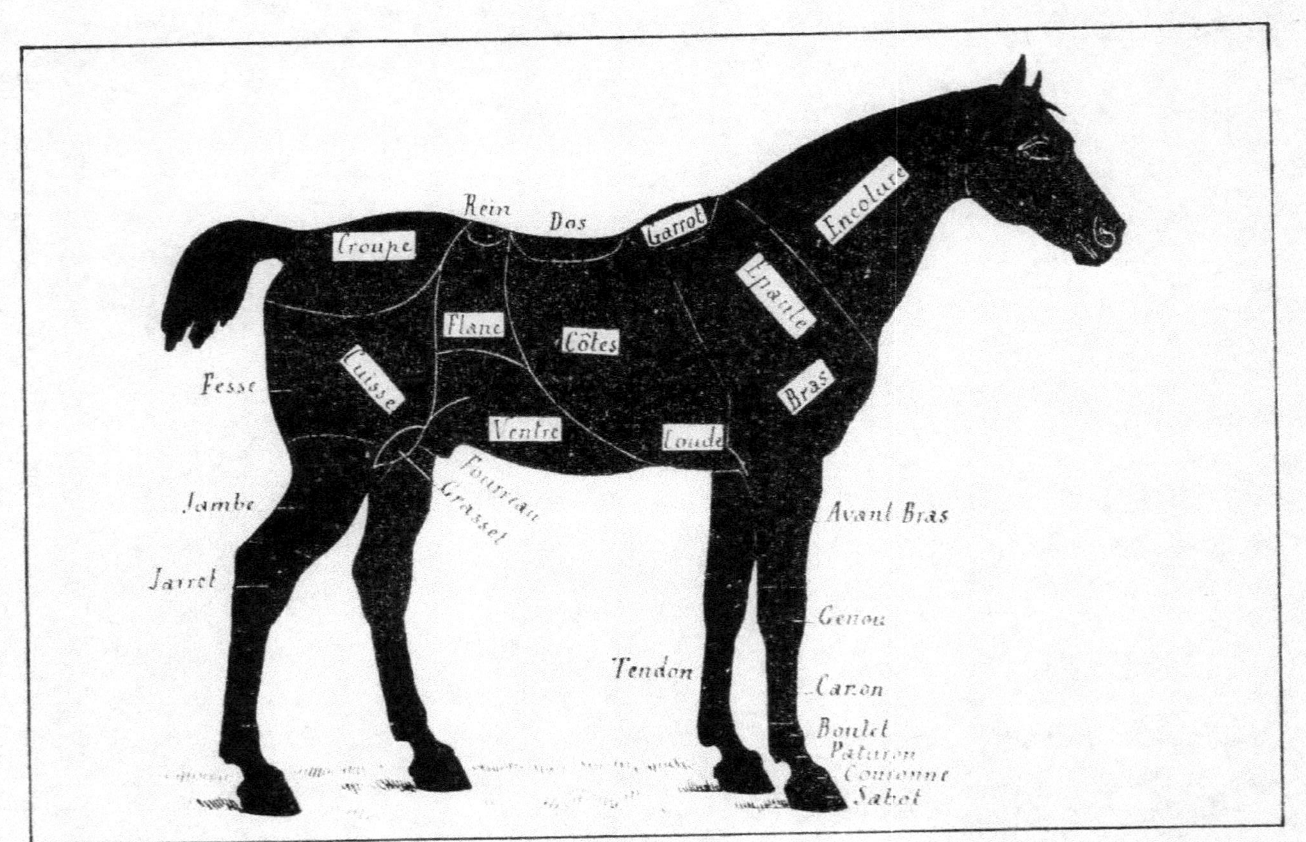

Croupe
Rein
Dos
Garrot
Encolure
Épaule
Flanc
Côtes
Bras
Fesse
Cuisse
Ventre
Coude
Fourreau
Grasset
Jambe
Avant Bras
Jarret
Genou
Tendon
Canon
Boulet
Paturon
Couronne
Sabot

PRÉFACE.

Pourquoi un nouveau traité d'Hippologie?

Ils abondent, les livres dans lesquels on s'occupe du Cheval (¹); il y en a de toutes les couleurs, de tous les formats. Les hippophiles n'ont que l'embarras du choix..... sous le rapport de la forme, du moins; car, pour ce qui est du fond, le même moule semble avoir généralement servi.

Allons-nous, comme tant d'autres, tourner la roue d'Ixion?

Hélas! pourrions-nous complétement l'éviter?

Mais, a écrit un savant philosophe, — nous ne savons plus qui, nous ne savons plus où, — il y a deux manières de revenir sur un sujet déjà traité : c'est de redire ou de contredire. Il en existe une troisième, et c'est celle-là que nous avons adoptée : c'est de revoir, d'amender et de changer de point de vue.

Bruxelles, juillet 1886.

J. HUGUES.

(¹) MM. Amara, vétérinaire en chef, et Denois, vétérinaire de 1re classe, ont publié d'excellents ouvrages qui ont obtenu un légitime succès.

HIPPOLOGIE.

———

L'Hippologie est la science qui s'occupe du cheval.

Cette étude est vaste et complexe : elle peut se faire sous différents points de vue, selon le but que l'on se propose d'atteindre. Le nôtre étant d'arriver à la connaissance du cheval d'arme — de cavalerie et d'artillerie —, à établir ses aptitudes, à veiller à sa conservation, à limiter judicieusement son emploi, nous n'aurons à traiter que les points suivants :

A. De l'examen analytique : *Extérieur.*

B. Des conditions de santé : *Hygiène.*

C. Des conditions d'utilisation : *Travail. — Ferrure.*

DE L'EXTÉRIEUR.

L'extérieur est cette partie de l'hippologie qui comprend l'examen du cheval au point de vue de sa conformation et de ses mouvements, afin d'en déduire ses aptitudes relativement à un usage déterminé et d'évaluer la somme actuelle ainsi que la durée probable des services qu'il pourra rendre.

L'extérieur n'est que l'application de l'anatomie [organisation] et de la physiologie [fonctions et mécanique]. L'étude de ces sciences sert de base et de guide à l'art raisonné, à la technique vraie, car en cette matière la fantaisie individuelle, le caprice passager des modes et les préjugés n'ont qu'une minime valeur. Si l'on ne considère que les beautés *absolues*(¹) en vue uniquement du travail *utile* que produira l'animal, on peut élever à la hauteur d'un principe général la donnée suivante : *Il n'y a réellement de beau que ce qui est réellement bon, et il n'y a de bon que ce qui est établi selon les lois de la statique et de la dynamique animales.* Il est vrai que, à côté des beautés absolues, il est des beautés *relatives* que personne ne dédaigne, que tout le monde recherche même dans les limites du possible, mais auxquelles malheureusement l'ignorance et le caprice donnent parfois la priorité sur les premières. Ainsi, l'élégance dans les formes, la grâce dans les mouvements, une certaine fierté dans le port de la tête, une

(¹) Voir p. 26.

queue bien fournie et bien détachée..... n'apportent pas une
quote-part bien considérable dans la somme du travail *utile*
à produire, mais ce sont des qualités hautement prisées par
le *luxe*, qui les paie très cher; elles le sont aussi pour le *cheval
d'arme*, à condition d'exister sans préjudice aux beautés
absolues et d'être compatibles avec le prix affecté à la remonte.
Le vrai connaisseur saura discerner le *sérieux* de ce qui n'est
que le brillant; et tout en faisant la part à ce dernier, il
recherchera, avant tout, ce qui caractérise le *vrai bon*.

Certes, il est des privilégiés qui, avec rapidité et sûreté, et
sans pouvoir analyser la nature de leurs impressions, jugent
sainement des qualités et des défauts d'un cheval; mais ce
ne sont là que des exceptions très rares que sont loin de
comprendre tous ceux qui se croient ou se disent *connais-
seurs*. Et encore, ce tact inné, cette compétence native ou
acquise par l'exercice purement empirique, laissent-ils dans
l'ombre bien des détails, laissent-ils inaperçues bien des
nuances, et ne suffisent-ils jamais pour établir la balance
des compensations, c'est-à-dire pour apprécier jusqu'à quel
point on peut pardonner à la défectuosité d'une région, eu
égard à la beauté d'une autre région congénère dans ses
fonctions. De plus, la justesse dans le *coup d'œil* ne se rencontre que chez ceux qui, étant doués d'un esprit d'observation très développé, d'une grande rectitude de jugement, ont
pu perfectionner ces facultés naturelles par une longue expérience.

À tout le monde l'étude théorique est donc *utile*; elle est
nécessaire au grand nombre, elle est *indispensable* à tous ceux
qui, déshérités des bienfaits de ce *coup d'œil* plus souvent
illusoire que réel, veulent établir leur appréciation non sur
des sentiments personnels ressortissant le plus souvent à la
fantaisie, au hasard, mais sur des données scientifiques.

D'un autre côté, ces données seraient elles-mêmes insuffisantes, si elles n'étaient sanctionnées par l'éducation des
sens, sorte de gymnastique qui amène le développement de
ce que l'on est convenu d'appeler l'esprit d'observation, sans
lequel le jugement est exposé à errer et à faussement inter-
préter.

L'étude de l'extérieur comporte :

      I. L'organisation du cheval ;

     II. L'examen analytique des diverses régions ;

    III. Les aplombs ;

    IV. Les proportions ;

     V. La statique [attitudes] et la dynamique [loco-
        motion] ;

    VI. Le signalement, les robes et les marques parti-
       culières ;

   VII. L'âge ;

 VIII. Vices et défauts n'ayant pas la conformation
       pour cause ;

    IX. Vices rédhibitoires ; législation ;

     X. Le choix du cheval selon le service auquel on le
       destine ;

    XI. L'examen du cheval en vente ;

   XII. Les remontes.

I.

ORGANISATION.

Chez les animaux soumis à la domesticité, les diverses fonctions ont bien pour but principal l'entretien de la vie, mais elles permettent aussi à l'homme d'en retirer un *travail utile* dont il sait faire son profit sous des formes différentes. En ce qui concerne le cheval, le travail utile est surtout produit par la *locomotion*. C'est donc spécialement en vue de celle-ci que nous nous intéresserons à l'étude de l'organisation, en recherchant les conditions de statique et de dynamique les plus favorables.

La locomotion s'exécute par une série de mouvements produits par divers organes que l'on peut classer — au point de vue de l'extérieur — en deux espèces principales : les organes *passifs* comprenant les os, auxquels on peut joindre les cartilages, et les organes *actifs* qui sont les muscles.

Les **os** sont des organes d'une dureté pierreuse, de couleur blanchâtre ou jaunâtre ; ils constituent de véritables leviers. Leur ensemble forme le squelette.

D'après leur configuration, les os sont distingués en

1° *Os courts*, que l'on rencontre surtout aux points où se produisent des mouvements brisés : exemple : au jarret, au genou, à la colonne vertébrale ;

2° *Os longs*, qui forment les rayons supérieurs des membres, là où les mouvements ont une grande amplitude ;

3° *Os plats*, formant surtout les parois des cavités ; exemple : le bassin.

Les os offrent à considérer, à leur surface, des particularités qu'il importe de noter : ce sont des éminences et des cavités. Les unes et les autres sont distinguées en *articulaires* et en *non articulaires*. Les articulaires sont lisses, polies et concourent à former les jointures ou articulations. Dans les rapports de contact, une éminence correspond à une cavité appropriée. Les éminences et les cavités non articulaires offrent, d'ordinaire, une surface chagrinée, rugueuse, sur laquelle s'implantent les ligaments, les tendons ou les muscles. De plus, ces éminences servent elles-mêmes de leviers, de poulies de renvoi, ou contribuent à diminuer le parallélisme qui tend parfois à exister entre la *puissance* représentée par les muscles et la *résistance* représentée par les rayons osseux. Le grand développement de ces tubérosités est donc favorable au déploiement de la force, comme le sont aussi les renflements qui existent aux extrémités des os.

Au point de vue anatomique, la structure de l'os offre à considérer : 1° le *périoste*, membrane fibreuse riche en vaisseaux, à la face interne de laquelle se développent les couches de l'os pendant la période de croissance, et qui sert à sa nutrition pendant toute la vie ; c'est le périoste qui, à la suite de déchirure, de contusion ou de cause irritante, donne naissance aux exostoses, aux suros ; 2° le *tissu osseux* proprement dit, dont les couches externes sont les plus denses [tissu compact], et dont les couches profondes sont creusées de petites cavités alvéolaires [substance spongieuse]. Le centre de l'os est creusé d'un canal appelé canal médullaire dans lequel existe un suc huileux, la moelle.

La composition chimique de l'os peut être ramenée à deux substances : l'une *organique*, de nature cartilagineuse ; l'autre *inorganique*, composée en majeure partie de phosphate calcaire.

Les os se développent généralement par plusieurs noyaux dont la réunion intime, la soudure n'est complète que lorsque l'animal a atteint un certain âge ; c'est aussi à l'âge adulte que le tissu osseux a acquis toute sa dureté, toute sa résistance. Cette considération explique pourquoi il est dangereux de faire travailler les chevaux trop jeunes, au point de vue des tares osseuses.

Les cartilages sont des organes blancs, élastiques, moins durs que les os. On les distingue : 1° en *articulaires* ou cartilages d'encroûtement : ce sont ceux qui tapissent les cavités et les éminences articulaires. Ils favorisent, par leur poli, le glissement et le déplacement des pièces osseuses et amortissent les chocs ; 2° en *non articulaires*, ceux qui forment des annexes aux os sans faire partie d'une articulation : ex. : le cartilage de prolongement de l'épaule.

Les *fibro-cartilages*, moins durs et plus élastiques que les cartilages, servent à compléter les surfaces articulaires, soit en formant un bourrelet qui augmente la profondeur des cavités, soit en formant des coussinets interposés entre les os [disques intervertébraux].

Des articulations. — Une *articulation* est le point où deux, ou plus de deux os sont en contact par des surfaces appropriées et sont maintenus en rapport par des liens appelés *ligaments*.

Au point de vue des mouvements, on les distingue en : *mobiles*, *immobiles* et *mixtes*.

Les articulations *mobiles* sont celles dont les parties osseuses se meuvent plus ou moins librement ; les articulations *immobiles*, dans lesquelles les parties contiguës sont soudées entre elles [ex. : les os de la tête], ne permettent aucun mouvement; les articulations mixtes sont celles où les os sont séparéspar un fibro cartilage dont l'élasticité permet de légers mouvements [vertèbres].

Dans toute articulation mobile, il y a à considérer : 1° la configuration des surfaces en rapport; 2° le cartilage et le fibrocartilage; 3° les synoviales; 4° les ligaments; 5° les mouvements.

La configuration des surfaces articulaires implique la nature des mouvements; sous ce rapport, on divise les articulations mobiles en cinq classes :

I. L'articulation *orbiculaire* caractérisée par une tête arrondie reçue dans une cavité appropriée. Elle permet des mouvements étendus en tous sens. Ex. : l'os de l'épaule avec celui du bras; l'os du bassin avec celui de la cuisse.

II. L'articulation *charnière parfaite* formée de deux poulies ou trochlées qui s'emboîtent réciproquement. Elle ne permet que deux mouvements opposés, la flexion et l'extension. Ex. : l'os de la jambe [tibia] avec l'os principal du jarret [astragale].

III. L'articulation *charnière imparfaite* composée de condyles reçus dans des cavités ovalaires. Elle permet des mouvements opposés de flexion et d'extension, plus quelques mouvements de latéralité. Ex. : l'articulation du boulet.

IV. L'articulation *pivotante* formée d'un pivot reçu dans une cavité cylindrique: elle ne permet que des mouvements de rotation. Ex. : l'articulation de la première vertèbre du cou avec la seconde.

V. L'articulation *planiforme* dans laquelle les surfaces en contact sont des facettes planes ou légèrement ondulées glissant les unes sur les autres. Ex. : les os du genou.

Les *synoviales* sont des membranes minces disposées en forme de manchon autour des extrémités articulaires, et qui sécrètent la synovie; c'est l'accumulation de synovie dans les membranes qui forme les tares molles.

La *synovie* est un liquide jaunâtre, huileux, dont l'usage est de lubrifier, de graisser les surfaces en contact, afin d'en faciliter les mouvements.

Les *ligaments* sont des liens qui unissent entre elles les surfaces osseuses aux points articulaires. Ils sont composés de fibres d'un blanc nacré, peu ou point extensibles. Ils affectent la forme de corde aplatie, de ruban ou de membrane.

Du squelette. — Le squelette est la réunion de tous les os d'un même animal, maintenus dans leur position naturelle et dans leurs rapports réciproques. Il détermine la forme générale du corps et concourt à la formation des cavités dans lesquelles sont logés les organes chargés des fonctions les plus importantes à la vie.

Pour en faciliter l'étude, on reconnaît au squelette les parties suivantes : la tête, le rachis, le thorax, le bassin et les membres.

La *tête* est une sorte de pyramide quadrangulaire à base renversée, formée de 27 os dont 25 sont soudés entre eux: des deux autres, l'un, l'os maxillaire, sert de base à la mâchoire inférieure, l'autre, l'os hyoïde, sert de support à la langue.

On distingue aussi à la tête le *crâne* et la *face*. Le crâne [7 os] est une sorte de boîte située à la partie la plus volumineuse de la pyramide et dans laquelle est logé le cerveau. L'os frontal, qui entre pour une grande part dans la paroi antérieure de cette boîte, est creusé, dans son épaisseur, de grandes cavités anfractueuses appelées *sinus*. Les sinus donnent aux os de la tête plus de légèreté, sans préjudice à la solidité, et augmentent l'ampleur de l'appareil respiratoire avec lequel ils communiquent. La *face* comprend toute la partie inférieure de la tête à laquelle on peut donner comme limite, en haut, le bord inférieur de l'os frontal. On y reconnaît les deux mâchoires, l'une supérieure formée de plusieurs os soudés, l'autre inférieure formée d'un seul os à deux branches dont chacune des extrémités s'articule avec les os du crâne par une charnière imparfaite. Dans l'une et l'autre mâchoire se trouvent des cavités alvéolaires dans lesquelles sont enchâssées les dents. C'est aussi dans la face que se trouvent les excavations servant à abriter les appareils du goût, de l'odorat et de la vue.

Le *rachis*, ou colonne vertébrale, est formé d'une série d'os courts appelés *vertèbres* : il s'étend de la tête à l'extrémité de la queue. A l'exception de ceux de la région coccygienne [la queue] tous ces os sont creusés, d'avant en arrière, d'un trou dont la réunion avec celui des os voisins forme le *canal rachidien* dans lequel est logée la moelle épinière.

Le rachis se divise en cinq régions

I. La région *cervicale* composée de 7 vertèbres pourvues d'éminences non articulaires nombreuses et fortes, servant d'attaches aux puissances musculaires, mais dont la longueur cependant n'empêche pas la production de mouvements variés en tous sens.

II. La région *dorsale* composée de 18 os remarquables par le grand développement des apophyses épineuses et par la présence de facettes articulaires contre lesquelles s'arc-boutent et se meuvent les côtes par leur extrémité supérieure.

III. La région *lombaire* est formée de 6 vertèbres surmontées chacune d'une apophyse épineuse et portant aussi, de chaque côté, une apophyse transverse très développée.

IV. La région *sacrée* est composée d'un seul os, le sacrum, intimement uni avec les os du bassin.

V. La région *coccygienne* comprend 12 à 15 vertèbres privées de canal central et d'apophyses, et dont le volume va en diminuant au fur et à mesure qu'elles se rapprochent de l'extrémité libre.

Le *thorax* est une espèce de cage servant de moule à la poitrine, et dans lequel sont logés le cœur et les poumons. Il est formé, en haut par la région dorsale du rachis, en bas par le sternum, de chaque côté par les côtes.

Les *côtes*, au nombre de 18 de chaque côté, sont des os allongés, incurvés sur eux-mêmes. Les 8 premières [côtes sternales] s'appuient, par leur extrémité inférieure, directement sur le sternum : elles jouissent de très peu de mobilité. Les 10 dernières [côtes asternales] ne rejoignent le sternum que par l'intermédiaire d'un prolongement cartilagineux. Aussi jouissent-elles d'une grande mobilité si nécessaire à la respiration.

Le *bassin* est une cavité formée par les deux coxaux réunis et par le sacrum. Il présente de chaque côté et en dehors une cavité articulaire dans laquelle s'emboîte l'éminence arrondie de l'os de la cuisse [fémur].

Les *membres* sont composés d'une série d'os placés bout à bout, inclinés les uns sur les autres, et offrant d'autant plus de longueur qu'ils appartiennent à une région plus élevée. Il importe de remarquer les renflements des os aux points articulaires, et le grand développement des éminences servant d'attache ou de poulie de renvoi aux tendons et aux muscles. Il faut aussi noter la situation des membres antérieurs sous la masse du corps, ainsi que leur mode d'attache au tronc. Cette attache est faite par l'application de l'os de l'épaule contre le thorax, et sa fixation par des liens musculaires, c'est-à-dire par des liens mous, élastiques.

Le *ligament cervical* forme, en quelque sorte, le complément du squelette. Il est situé verticalement dans le plan médian du cou, en arrière des vertèbres. Il prend ses attaches, en avant, au sommet de la tête, ainsi qu'à la crête médiane de la face postérieure des vertèbres cervicales; en arrière, il se fixe sur le sommet des apophyses épineuses des vertèbres dorsales. On y distingue : 1° la corde, partie plus épaisse, arrondie, qui forme le bord supérieur; 2° le feuillet, partie membraneuse qui remplit l'espace triangulaire compris entre la corde et les vertèbres cervicales.

Ce ligament, composé de tissu jaune, élastique, est très résistant. Il maintient, sans que l'animal en ait conscience et sans qu'il en éprouve de fatigue, la tête dans sa position normale, et l'y ramène, par son élasticité, lorsqu'elle en a été déplacée. Il agit donc par une force physique dont le jeu continu n'amène jamais la fatigue.

Considérations générales sur le squelette. — L'étude du squelette est de la plus haute utilité; ce n'est que par elle que l'on parvient à se rendre compte du rôle des agents locomoteurs; il importe donc que nous nous y arrêtions.

La tête, cette pyramide à pièces multiples dans laquelle sont logés des organes si importants, est appendue à l'extrémité antérieure d'une tige mobile, flexible dans tous les sens [tige cervicale] et formant avec elle une sorte de balancier placé en avant de la base de sustentation. La jonction de la tête et de l'encolure se fait par une articulation charnière imparfaite permettant, par conséquent, des mouvements de flexion, d'extension et de latéralité. Les mouvements de semirotation de la tête sur l'encolure ont leur siège à l'articulation de la première avec la seconde vertèbre.

La région cervicale est complétée par le ligament cervical, soutien élastique très puissant qui, à lui seul, peut supporter le poids de la tête.

La région dorsale, pourvue de fortes apophyses épineuses, est enclavée entre les épaules et les côtes auxquelles elle forme un solide point d'appui. Elle ne jouit que de mouvements très bornés, plus étendus en arrière qu'en avant.

La région lombaire, dont les apophyses épineuses sont plus espacées, permet des mouvements un peu plus étendus dans le sens vertical ; mais les mouvements de latéralité sont mesurés par l'espace compris entre les apophyses transverses.

La région sacrée, formée d'une seule pièce soudée aux os du bassin, constitue une charpente rigide propre à transmettre, dans son intégrité, toute l'impulsion déployée par les membres postérieurs.

Outre le ligament cervical, la colonne vertébrale se trouve complétée par des ligaments qui longent les corps des vertèbres [ligaments sous-vertébraux] et les sommets des apophyses épineuses [ligaments sus-épineux], ainsi que par des muscles puissants. On trouve ainsi réunies les meilleures conditions de solidité et d'élasticité.

Les membres offrent des dispositions remarquables : les *antérieurs* sont situés sous le tronc, en arrière de l'encolure et de la tête ; ils ont donc une forte partie de la masse à supporter et sont spécialement colonnes de soutien. Leur union avec le tronc est établie à l'aide de muscles et de membranes fibreuses, c'est-à-dire par une soupente molle, élastique, disposition éminemment favorable à l'amortissement des chocs. Cet amortissement est encore favorisé : 1° par la double obliquité en dehors et en avant de l'os de l'épaule ; 2° par l'obliquité des autres rayons osseux ; 3° par la configuration arrondie des éminences et des cavités articulaires, lesquelles représentent ainsi des séries multiples de plans inclinés ; 4° par l'adjonction des fibro-cartilages ; 5° par le cartilage d'encroûtement ; 6° par le merveilleux appareil du boulet ; 7° par l'élasticité du pied ; 8° par la multiplicité des jointures et surtout par la division de certaines surfaces articulaires [genou].

Les membres postérieurs sont articulés directement avec le bassin, os contre os, et ils sont placés à l'extrémité postérieure du tronc, double disposition favorable à l'impulsion et à sa transmission à la masse. Les rayons osseux étant inclinés les uns sur les autres forment entre eux des angles plus ou moins ouverts. Pressés sous le poids de la masse, ces angles sont constamment sollicités à se fermer ; ce n'est que par l'action incessante des muscles et des tendons qu'ils restent ouverts, et que ces rayons se redressent lorsque l'action de certains muscles [extenseurs] augmente. Or ce redressement fait écarter l'une de l'autre les deux extrémités du membre. L'une, l'inférieure, trouve sur le sol un point d'appui fixe ; l'autre, la supérieure, déplace la masse contre laquelle elle pousse. La résultante de ce mouvement est, pour les membres antérieurs, le soulèvement du tronc, tandis que pour les postérieurs, grâce à leur situation en arrière et surtout à la disposition de la tête de l'os de la cuisse [fémur] dans la cavité du bassin, la résultante du redressement des rayons est de pousser la masse en avant.

L'union intime du bassin avec la colonne vertébrale favorise la transmission de cette impulsion le long de la colonne vertébrale.

Des muscles. — Les muscles sont les agents actifs de la locomotion : ils constituent ce que l'on appelle vulgairement la chair. Ils sont composés de petits faisceaux et ceux-ci de nombreuses fibres.

Les muscles sont mous, rouges, extensibles, élastiques ; ils jouissent de la faculté de se contracter, c'est-à-dire de se raccourcir sous l'influence de la volonté. En se contractant, ils se tendent, se durcissent et se gonflent. Le raccourcissement se produit dans le sens de la longueur des fibres. L'intensité de la contraction, c'est-à-dire sa puissance, est en raison directe du nombre des fibres ou du plus grand diamètre transversal du muscle, tandis que l'étendue de la contraction est en rapport avec la longueur.

Les contractions sont plus énergiques, plus rapides chez le cheval de sang que chez le cheval de race commune. Les muscles s'attachent sur les os soit directement, soit indirectement par l'intermédiaire d'un tendon.

Les tendons sont des cordes fibreuses blanches, inextensibles, qui, sous un petit volume, présentent une grande solidité ; ils prolongent les extrémités des muscles, dont ils transmettent l'action dans des parties éloignées.

Des deux points ou leviers sur lesquels les muscles s'attachent soit directement, soit indirectement par l'intermédiaire des tendons, l'un est relativement fixe, l'autre est mobile.

Les muscles sont distingués en extenseurs, fléchisseurs, abducteurs [en dehors], adducteurs [en dedans] et en rotateurs. Ils agissent isolément, mais le plus souvent ils sont associés par groupes.

II.

EXAMEN ANALYTIQUE DES RÉGIONS.

La beauté de l'ensemble résulte de la beauté de chacune des parties. Il existe même dans l'organisation du cheval, à moins de rencontrer un sujet absolument disproportionné, une sorte d'harmonie qui fait que, dans un même appareil, le développement d'un organe donne en quelque sorte la mesure du développement des autres organes. C'est ce qui ressortira mieux de l'étude qui va suivre.

Afin de faciliter celle-ci, on a établi certaines divisions qui, toutes, sont de pure convention ; nous signalerons les groupements suivants :

I. Cheval.
- Avant-main . . . . { Tête. / Encolure. / Poitrail. / Garrot. / Membres antérieurs.
- Corps . . . . . . { Les régions du tronc
- Arrière-main . . . { Croupe. / Queue. / Membres postérieurs.

II. Cheval.
- Tronc . . . . . . { Tête. / Encolure, / Corps.
- Membres . . . . { antérieurs, / postérieurs.

Nous adopterons la première de ces deux classifications comme étant la mieux adaptée à l'étude du cheval de selle.

Avant d'aborder l'examen des régions, il convient de définir certaines expressions d'un usage fréquent dans le vocable hippique.

Les *beautés* d'une région impliquent des qualités qui ne relèvent que des lois statiques et dynamiques. Une région n'est belle que lorsque sa conformation répond exactement à ces lois. Les beautés sont dites *absolues* lorsqu'elles sont indispensables à tout cheval, quel que soit le service auquel on le destine ; exemple : des aplombs corrects, une poitrine ample, de bons pieds, etc. Elles sont dites *relatives* lorsqu'elles se rapportent à des conditions qui ne sont pas indispensables pour faire un bon cheval, tout en lui donnant, cependant, une physionomie qui plaît à l'œil ; exemple : une tête carrée, bien portée, une queue bien fournie et bien détachée. Les beautés peuvent encore être relatives à un service déterminé : ainsi : un poitrail large, une encolure forte sont des beautés *relatives* propres au cheval de trait lent ; tandis que l'encolure longue, le poitrail plus étroit sont des beautés *relatives* au travail en vitesse.

Les *défectuosités* sont des malconformations occasionnant un manque de force ou de résistance. De même que les beautés, elles sont *absolues* ou *relatives*. De mauvais pieds, des aplombs incorrects sont des défectuosités *absolues* parce qu'elles sont préjudiciables à tous les services. Des oreilles longues, une queue mal attachée sont des défectuosités *relatives* parce qu'elles n'empêchent pas un cheval d'être apte à un travail quelconque. Une encolure courte, épaisse, une tête mal attachée sont des défectuosités relatives pour le cheval de manège ; elles sont des qualités pour le cheval de gros trait.

Les *beautés* et les défectuosités sont *congénitales* lorsqu'elles existent au moment de la naissance, elles sont *acquises* lorsqu'elles se sont développées après la naissance.

La *tare* est toute trace apparente de dépréciation, ayant son siège dans la peau ou dans les parties immédiatement sous-jacentes.

Le *vice* est un défaut caché d'ordre plutôt moral que physique, tel que : *méchanceté* [frapper et mordre], *rétivité* [refus d'obéir aux aides], *ombrageux* [défiant], *à l'œil* [s'effrayer du moindre petit objet].

On dit d'une région qu'elle est : *nette* lorsqu'elle est exempte de toute tare ; *sèche* lorsque la peau est fine et que l'on voit se dessiner à l'extérieur la configuration des parties sous-cutanées ; *grasse* ou *empâtée* lorsque la peau est épaisse, que les parties dures sous-cutanées sont noyées dans du tissu cellulaire, et sont, par conséquent, peu ou mal dessinées à l'extérieur.

Un *bipède* comprend deux pieds ou deux membres ; on distingue des bipèdes : antérieur, postérieur, latéral gauche, latéral droit, et enfin le bipède diagonal composé d'un membre antérieur et d'un postérieur, opposés en diagonale, et prenant sa désignation de diagonale droite ou diagonale gauche selon que c'est le membre antérieur droit ou le gauche qui entre dans sa composition.

Le côté gauche du cheval est aussi appelé : côté montoir ; et le côté droit, côté hors montoir.

DE LA TÊTE.

La tête, comme le dit très bien M. Merche, est la formule organique du cheval : c'est l'échantillon de ses qualités physiques et morales. Son étude est donc très importante à ce double point de vue : elle l'est tout autant, sinon plus, sous le rapport du rôle mécanique qu'elle remplit avec l'encolure.

Sa forme reproduit assez exactement la partie correspondante du squelette : c'est une pyramide quadrangulaire renversée, dirigée obliquement en avant et appendue à l'extrémité antérieure de l'encolure. On y reconnaît diverses régions dont la plupart lui appartiennent en propre, quelques autres servent d'union entre elle et l'encolure : ces dernières sont : la nuque, les parotides et la gorge.

Les **oreilles** sont deux cônes tronqués servant de cornet acoustique. Elles sont belles lorsqu'elles sont écartées l'une de l'autre, bien plantées, hardies, mobiles, dirigées en avant, plutôt petites que grandes.

Sont défectueuses : les oreilles larges et retombantes [oreillard ou mal coiffé], les oreilles retombant brusquement pendant la marche [clabaud]; les oreilles épaisses, larges, aplaties contre la tête [oreilles plaquées ou de cochon]; les oreilles longues et rapprochées [oreilles de lièvre]; les oreilles très petites [oreilles de souris].

Ces défectuosités sont relatives : elles indiquent cependant, jusqu'à un certain point, le tempérament du cheval.

Par les attitudes différentes que l'animal sait leur faire prendre, les oreilles indiquent certaines particularités inhérentes au caractère; ainsi : le cheval méchant, à l'approche de l'homme, couche les oreilles sur la nuque. Les oreilles en mouvement continuel annoncent que l'animal est inquiet, nerveux ou peureux, ou que la vue est défectueuse.

Le **toupet** est la touffe de crins qui, émergeant de la partie antérieure de la crinière, passe entre les deux oreilles et retombe sur le front.

La finesse des crins se remarque chez les chevaux de sang.

Le **front** est la partie élargie de la face antérieure de la tête; il est situé au-dessous des oreilles et descend jusqu'aux yeux.

Beautés : front large, haut et droit.

Défectuosités : front étroit, bombé [tête de mouton] ou manquant de hauteur.

S'il n'est pas exact de dire, d'une façon absolue, que la

largeur et la hauteur du front donnent toujours la mesure du développement du cerveau, il est à remarquer, néanmoins, que les chevaux intelligents, doués d'un bon caractère, ont le front large et droit, tandis que la plupart des chevaux rétifs ont le front étroit et convexe.

La largeur du front implique aussi le grand écartement des ganaches.

Tares : des cicatrices indiquant que l'opération du trépan a été faite [dans les cas de jetage pour cause de catarrhe des sinus ou de carie des os ou des dents]; la dépilation trahissant l'application de vésicatoire [maladie du cerveau] ou des blessures se rapportant à une chute, à des heurts ou à un appui prolongé contre le mur ou contre la crèche [pendant des maladies graves].

Le **chanfrein** est situé sur le plan médian de la face antérieure; il s'étend depuis le front jusqu'aux naseaux.

Beautés : chanfrein court, large et droit.

Est défectueux : le chanfrein étroit parce qu'il indique que les cavités nasales auxquelles il correspond manquent d'ampleur. Il en est de même lorsqu'il est convexe [busqué] ou concave [camus] pour autant que ces conformations entraînent une diminution dans le diamètre des cavités dont il forme une partie de la paroi.

Tares : blessures ou cicatrices se rapportant à des chutes ou à l'opération du trépan.

On observe quelquefois sur le chanfrein une dépression de quelques centimètres de largeur, surmontée d'un bourrelet. Cette déformation, qui est rarement nuisible parce qu'elle n'intéresse que la peau et la couche externe des os sus-naseaux, est presque toujours due à la compression exagérée de la muserolle du licol pendant le jeune âge; elle fait donner à la tête le nom de tête de Rhinocéros.

Les **naseaux** sont les deux ouvertures extérieures de
l'appareil respiratoire. La peau qui recouvre les ailes de cette
région est mince et pourvue de quelques poils longs. En
écartant les ailes on aperçoit la muqueuse qui, à l'état de
santé, est de couleur rosée passant au rouge vif après l'exercice, et est humectée d'un liquide clair, limpide. Sur la limite
de la peau et de la muqueuse, à l'entrée du naseau, se trouve
l'ouverture inférieure du canal lacrymal par où s'écoule le
liquide produit par les glandes de l'œil [les larmes].

Beautés : la physionomie emprunte aux naseaux une partie
de son expression : être larges, bien ouverts et être mobiles
sont les meilleurs caractères. Aussi longtemps que l'animal
n'a pas été soumis à un travail relativement intense, les ailes
ne subissent que de légers mouvements réguliers : ces mouvements s'accélèrent en raison de la durée et surtout de
l'intensité de l'exercice, et à cette accélération correspond
aussi une dilatation prononcée.

L'air, dans les conditions normales, sort des naseaux sans
faire de bruit ; s'il fait entendre un son plus ou moins prononcé, il y a cornage.

L'air expiré, chez le cheval sain, est inodore.

Défectuosités : naseaux petits, étroits, ayant des ailes
épaisses et peu mobiles.

Signes de maladie : lorsque, l'animal étant au repos, les
naseaux sont dilatés, ou que les ailes subissent des mouvements accélérés, saccadés ou irréguliers.

Lorsqu'il s'écoule, d'un ou des deux naseaux, un liquide
purulent [jetage] ; lorsqu'il existe sur la muqueuse de petites
élevures ou de petits ulcères [morve?] ; lorsque l'air, en traversant les parties antérieures de l'appareil respiratoire, fait
entendre un bruit plus ou moins prononcé [cornage aigu ou
chronique] ou enfin, lorsque l'air expiré a de l'odeur [maladie
des poumons, carie des os ou des dents].

Le **bout du nez** est la région comprise entre les deux naseaux et la lèvre supérieure.

La **bouche** est l'ouverture antérieure de l'appareil digestif. Elle est importante à examiner au point de vue de son action dans la digestion et du rôle qu'elle joue en équitation.

On y reconnaît les organes suivants :

1° Les **lèvres**, l'une supérieure, l'autre inférieure, sont réunies, en haut, de chaque côté, en un point appelé commissure. La peau est fine et laisse émerger quelques poils longs, raides, jouissant de propriétés tactiles (moustaches).

Les lèvres doivent s'appliquer exactement l'une contre l'autre et fermer hermétiquement la bouche. Si l'inférieure retombe, on la dit *pendante*, défectuosité désagréable à la vue et qui occasionne une déperdition de salive. *Casser des noisettes* est le nom que l'on donne au tic qu'offrent certains chevaux et qui consiste dans un bruit sec qu'ils produisent en frappant les lèvres l'une contre l'autre.

Il importe que les commissures soient arrondies, nettes, exemptes de blessures ou de callosités, et qu'elles occupent un point situé un peu au-dessous de la première dent molaire (bouche bien fendue; dans le cas contraire, elle est trop ou trop peu fendue).

L'épaisseur des lèvres doit être en rapport avec la hauteur des barres; les chevaux de sang ont les lèvres minces.

Tares : blessures, cicatrices (chutes, effet du mors), les cicatrices circulaires indiquent l'usage prolongé ou énergique du tord-nez;

2° La **gencive** est la muqueuse qui entoure la racine des dents;

3° Les **dents**, au nombre de 36 chez la jument et de 40 chez le mâle, sont classées en : 12 incisives dont 6 en haut, en bas : 24 molaires dont 12 à chaque mâchoire et 4 crochets ou canines chez le mâle. La jument qui, exceptionnellement, porte de petites canines, est appelée *bréhaigne*.

Tares : Les dents peuvent être arrachées, cassées, ou, ce qui est plus fréquent, usées irrégulièrement. L'usure irrégulière des pinces indique le *tic* avec appui ; celles des molaires [chicots] rend la mastication difficile ou incomplète ;

4° Les **barres** sont les espèces de crêtes plus ou moins arrondies situées entre les premières molaires et la dernière incisive ; c'est sur elles que le mors de la bride prend son appui.

Les barres répondent le mieux à leur fonction lorsqu'elles sont lisses, unies, nettes, arrondies et d'une hauteur égale à l'épaisseur des lèvres.

Elles sont défectueuses lorsqu'elles sont trop élevées et minces, c'est-à-dire tranchantes [bouche trop sensible], ou basses et noyées entre les lèvres et la langue [bouche peu sensible].

Tares : Blessures, tumeurs ou fistule, lesquelles peuvent indiquer un cheval indocile ;

5° La **langue** doit être intacte et maintenue dans son canal [canal lingual]. Elle est *pendante* si elle sort de la bouche, *serpentine* si elle sort et rentre alternativement. Dans les deux cas, il y a perte de salive et atteinte à la digestion.

Tares : La langue est souvent mutilée, le bout peut être enlevé ou le frein déchiré ;

6° Le **palais** forme la voûte de la bouche. La muqueuse de cette région est quelquefois le siège, en arrière des incisives, d'un gonflement [lampas] douloureux qui gêne momentanément la mastication.

De la bouche en général. — Pendant le travail comme pendant le repos, la bouche doit être fermée : il est néanmoins des chevaux vigoureux qui la maintiennent entreouverte pendant l'action : mais il convient que jamais, ni la langue ni la lèvre soient pendantes.

L'harmonie dans le développement proportionnel des lèvres, des barres et de la langue est nécessaire : si les barres sont blessées ou si elles portent des tumeurs molles [kystes] ou des tumeurs dures, il est probable que le cheval est difficile à conduire.

Dans le langage hippique, on dit :

A. Bouche assurée, bouche bonne, bouche loyale, celle qui supporte le mors de bride avec aisance, sans inquiétude et sans douleur. Cette qualité, si précieuse chez le cheval de manège, dépend bien plus souvent de la longueur de l'encolure, de la hauteur du garrot, de la légèreté de l'avant-main et de l'habileté du cavalier que de la conformation même de la bouche ;

B. Bouche légère, fine, tendre, sensible, celle qui perçoit les impressions même très légères et qui y répond avec justesse ;

C. Bouche épaisse, lourde, forte, dure, celle qui ne perçoit que les impressions plus ou moins énergiques. Cette défectuosité a souvent pour cause des formes empâtées, une encolure courte, un garrot bas, mal sorti, ou l'inhabileté dans le dressage ;

D. Bouche égarée, celle qui perçoit mal les impressions et y répond à faux ;

E. Bouche fraîche, celle qui est chargée de salive, qui est écumeuse ; le cheval, alors, paraît goûter le mors, auquel il imprime des mouvements en sens divers.

Il importe de faire un examen minutieux de la bouche à

l'effet de s'assurer si le cheval n'est pas tiqueur avec appui, si les barres, la langue et les lèvres sont intactes. Au point de vue de l'équitation, les qualités de la bouche ne peuvent réellement être appréciées qu'en soumettant l'animal à l'essai.

La **houppe du menton** est la saillie arrondie qui se trouve en arrière et en haut de la lèvre inférieure.

La **barbe** est la partie rétrécie de la mâchoire inférieure sur laquelle s'applique la gourmette. Il convient de rechercher la *barbe* arrondie, sèche et nette.

Tares : blessures, tumeurs ou fistules. Tout gonflement, blessure ou fistule en cette région est de nature à éveiller l'attention sur la docilité du cheval.

L'auge est l'excavation triangulaire située à la face postérieure de la tête, entre les deux branches de la mâchoire inférieure.

Beautés : l'auge doit être large, sèche, nette.

Défectuosités : auge étroite, empâtée, pleine.

Signes de maladie : tumeurs petites, dures, adhérentes, insensibles [morve] ou volumineuses, chaudes, douloureuses [gourmes].

Les **ganaches** correspondent à la partie rectiligne des deux bords de la mâchoire inférieure ; elles circonscrivent l'auge.

Beautés : minces, sèches, nettes, écartées l'une de l'autre.

Défectuosités : épaisses [cheval chargé de ganaches] ou rapprochées l'une de l'autre ; cette dernière disposition coïncide avec peu d'ampleur des voies respiratoires.

Les **joues** comprennent les deux faces latérales de la tête, à l'exception des tempes.

Les **tempes** sont les saillies situées sur les parties latérales de la tête, au-dessus des yeux; elles ont pour base la crête de l'os temporal et le point articulaire des deux mâchoires.

Beautés : sèches et nettes.

Tares : les dénudations, les plaies ou les cicatrices que l'on rencontre à cette région indiquent que le cheval s'est livré à des mouvements désordonnés sous l'influence d'une maladie [du cerveau ou du ventre] ou qu'il est resté longtemps couché sans pouvoir se lever.

Les **salières** sont les dépressions en forme de godet situées au-dessus des yeux; elles sont d'autant plus profondes que l'animal est plus maigre ou plus âgé.

Les **sourcils** correspondent aux parties saillantes qui surplomblent les yeux. Les blessures de cette région ont la même signification que celles des tempes.

Les **yeux** sont des appareils complexes dans lesquels il y a lieu de noter :

A Des organes protecteurs ou accessoires comprenant : 1° les deux paupières, une supérieure et l'autre inférieure, dont les bords libres sont garnis de *cils ;* 2° le corps *clignotant*, ou paupière interne, refoulé dans l'angle nasal; il jouit de la faculté de s'étendre sur la face antérieure du globe de l'œil pour en chasser les corps étrangers; 3° la face interne des paupières et le corps clignotant sont recouverts d'une muqueuse [conjonctive] ; 4° les glandes lacrymales dont le produit [les larmes] est chargé de lubréfier les surfaces; 5° la caroncule et le conduit lacrymal qui débouche intérieurement dans les naseaux; 6° les muscles qui font mouvoir le globe de l'œil.

B Le globe est l'appareil essentiel, il est de forme sphéroïdale et est composé de membranes et de milieux transparents de densité différente.

Les membranes sont : 1° la *cornée transparente*, de forme convexe, bombée, elle occupe les ⁴⁄₅ environ de la partie antérieure de la sphère; 2° la *sclérotique* [blanc de l'œil] qui continue en arrière la cornée transparente; 3° la face interne de la sclérotique est tapissée par la *choroïde*, membrane mince, noire, formant une sorte de chambre obscure; 4° en dedans de la choroïde se trouve la *rétine*, membrane nerveuse sur laquelle sont perçues les images; 5° enfin, l'*iris* est une sorte de diaphragme situé verticalement derrière la cornée transparente, dont il est séparé par un espace libre appelé la chambre antérieure. C'est la couleur de l'iris qui donne la couleur des yeux; son centre est percé d'une ouverture mobile appelée *pupille*, laquelle se dilate ou se rétrécit sous l'influence de la lumière. Les *milieux de l'œil* sont, en procédant d'avant en arrière : 1° l'*humeur aqueuse*, liquide limpide qui remplit l'espace compris entre la face postérieure de la cornée et la face antérieure de l'iris; 2° en arrière de l'iris se trouve : le *cristallin*, lentille biconvexe située en regard de la pupille; 3° le corps vitré, qui représente une espèce de gelée translucide.

Beautés : les yeux doivent être égaux entre eux, très écartés l'un de l'autre, placés bas, à fleur de tête; la cornée d'une convexité modérée, et d'une transparence parfaite, sans tache ni trouble d'aucune sorte; la pupille, très mobile, égale dans les deux yeux, doit s'élargir dans l'obscurité et se rétrécir à la lumière; la conjonctive d'une teinte rosée; les paupières fines, mobiles, taillées en ovale; les larmes, en quantité suffisante pour humecter le globe sans couler à l'extérieur; enfin, les yeux doivent avoir de la mobilité, de la vivacité, de l'énergie, sans préjudice d'une expression de douceur indiquant un bon caractère.

Défectuosités : 1° yeux inégaux; 2° l'œil volumineux, saillant, très convexe [œil de bœuf] indique souvent la myopie; 3° l'œil petit, à paupières épaisses [œil gras ou de cochon], se remarque chez les chevaux de race commune; 4° l'œil simplement trop petit n'est pas un indice d'altération de la vue; 5° l'œil couvert est celui dont la paupière supérieure est tombante sur le globe; on le rencontre le plus souvent chez le cheval ombrageux ou méchant; 6° l'œil creux, enfoncé dans l'orbite, se remarque à la suite de maladie ou par la vieillesse; 7° lorsque la sclérotique porte un cercle blanc parallèle à son bord antérieur, l'œil est dit *cerclé*: il n'est que disgracieux; 8° l'œil *vairon* est celui dont l'iris présente une coloration gris perle ou quelquefois blanc nacré. Cette particularité est sans influence sur la vue.

Maladies: l'œil qui, dans l'épaisseur de ses *milieux*, reflète une teinte grisâtre ou bleuâtre doit être sérieusement tenu en suspicion sous le rapport de l'intégrité de la vue.

Le *nuage* et la *taie* sont des taches plus ou moins opaques ayant leur siège sur la cornée; ces taches sont d'ordinaire sans gravité si elles sont superficielles et surtout si elles ne sont pas situées en face de la pupille.

La *cataracte* est l'opacité du cristallin; elle se reconnaît à la couleur d'un blanc nacré derrière la pupille; elle abolit la faculté visuelle.

L'*amaurose* est une maladie qui entraîne aussi la perte de la vue; elle est caractérisée par la dilatation et l'immobilité de la pupille, quoique les *milieux* aient conservé leur transparence.

La *fluxion périodique* est une inflammation particulière qui se renouvelle par accès, à des périodes plus ou moins éloignées [un mois et plus].

Les accès sont caractérisés par le gonflement, la rougeur de la conjonctive, le larmoiement abondant. La douleur est grande, et l'on ne parvient que bien difficilement à écarter les paupières. Si on réussit à mettre le globe à découvert, on voit que les *milieux* sont troubles. L'accès dure de 5 à 10 jours. Vers le 5° ou 6° jour, les larmes deviennent moins abondantes, les paupières sont moins gonflées et l'on distingue un dépôt verdâtre dans la partie inférieure de la chambre antérieure de l'œil. Peu à peu ce dépôt diminue, disparaît et l'œil recoupère toutes ses propriétés. De sorte que, entre les accès, rien ne révèle l'existence de la maladie. Après 4, 5 ou 6 accès, rarement plus, l'œil perd ses facultés visuelles. Il est rare que les deux yeux soient malades en même temps. Ordinairement, la maladie n'atteint qu'un seul œil ; elle reparaît toujours sur celui qui a été primitivement atteint.

Tares : outre les diverses maladies qui peuvent laisser après elles des lésions persistantes, plusieurs causes accidentelles peuvent léser les yeux et rendre le cheval borgne ou aveugle.

Le cheval peut être aveugle tout en ayant les yeux d'apparence saine. Dans ce dernier cas, la perte de la vue se manifeste par des mouvements fréquents des oreilles que l'animal dirige dans tous les sens ; pendant la marche, les membres sont levés fortement, et l'appui est indécis, mal assuré. Lorsqu'il y a doute sur l'existence d'une faible faculté visuelle, on peut en établir la valeur en faisant marcher le cheval contre un obstacle ou en le menaçant de le frapper à la joue. Lorsqu'il s'agit de s'assurer de cette faculté sur un seul œil, il faut couvrir l'autre à l'aide d'un masque [un mouchoir, une étoffe quelconque dont on recouvre l'œil].

Mode d'examen : il importe, au plus haut point, d'examiner minutieusement les yeux, car un animal qui a la vue faible ou mauvaise est plus dangereux qu'un cheval complètement aveugle ; il est peureux, s'arrête brusquement ou se jette de côté lorsqu'un objet brillant ou de couleur vive se trouve sur son chemin.

Pour examiner les yeux, on place l'animal de façon à tourner la face vers une source de lumière diffuse, en évitant l'action directe des rayons solaires. L'examinateur, placé devant, regarde tour à tour l'un et l'autre œil ; puis il fait avancer le cheval en l'exposant à une lumière plus intense, ou en le plaçant dans un endroit plus obscur. Il s'assure ainsi de l'intégrité et de la transparence des milieux, de l'égalité et de la sensibilité de la pupille. L'obscurité momentanée peut être produite par la main appliquée sur l'œil.

La **nuque** est située derrière les oreilles : c'est la région sur laquelle s'applique la têtière du licol ; elle correspond à l'articulation de la tête avec le cou.

Beautés : la nuque large, arrondie d'un côté à l'autre, sèche et nette.

Défectuosités : la nuque longue et étroite.

Tares : blessures ou abcès [mal de taupe].

Les **parotides** correspondent de chaque côté aux glandes du même nom ; elles sont situées entre le bord refoulé de la mâchoire et l'extrémité antérieure du cou.

Beautés : elles sont bien conformées lorsqu'elles sont suffisamment larges et évidées pour permettre la flexion de la tête sur l'encolure. Tout excès en largeur ou en exiguïté est un défaut ; trop larges, trop profondes, elles impliquent de la faiblesse dans l'attache de la tête, celle-ci manque de fixité, son attache est décousue ; trop étroites, la tête est plaquée, elle manque de souplesse.

Tares : dénudations provenant de l'application de vésicatoire contre les maladies de la gorge.

La **gorge** occupe la région correspondant à l'angle formé par la tête et le bord inférieur du cou. Sa largeur en est le meilleur caractère.

Tares : absence de poils occasionnée par le vésicatoire [maladie de la gorge].

La tête dans son ensemble. — La tête est le principal organe d'expression sur lequel se traduit l'origine, sur lequel aussi se reflètent le tempérament, les passions et le caractère de l'animal. Ce qui frappe tout d'abord, c'est la physionomie : l'œil vif, le regard franc, les naseaux ouverts, les oreilles écartées et dressées, le front large et droit donnent une expression d'intelligence, de vigueur et d'énergie.

Il convient de considérer la tête dans son volume, dans sa forme, dans ses dimensions, dans sa direction et dans ses attaches.

Volume. La tête peut être trop grosse, soit par excès de développement des os [tête osseuse], soit par surabondance de chair [tête grasse]. Le volume ne donne pas toujours la mesure exacte du poids, car la tête osseuse peut être légère lorsque les sinus sont grands. Si la tête grasse pèse à la main, c'est qu'elle est surchargée de chair, c'est qu'elle appartient à un cheval lourd et bas de l'avant-main. Le cheval de chasse, dont la légèreté à la main est bien connue, a la tête volumineuse, mais sèche ; il a aussi le garrot bien sorti.

La tête *sèche* a tous ses reliefs osseux, tendineux et musculeux bien dessinés. La tête de *vieille* est maigre, décharnée, souvent grisonnante et a les salières profondes.

Formes. La tête est dite :

1° *Carrée* quand elle représente une pyramide quadrangulaire régulière dont la face antérieure est plane; l'œil est ordinairement bien ouvert, les naseaux larges, mobiles, les ganaches minces, les oreilles hardies et bien espacées. Si la tête carrée ne donne pas des qualités absolues, c'est du moins celle qui plaît le mieux pour le cheval de selle;

2° *Conique* si elle a l'extrémité inférieure mince; elle n'est pas défectueuse;

3° *Camuse;* c'est celle dont la face antérieure est déprimée au front et au chanfrein, elle n'est défectueuse que pour autant que cette dépression diminue les dimensions des cavités nasales et des sinus;

4° *De Rhinocéros*: elle offre une dépression étroite limitée à une portion du chanfrein; cette dépression est ordinairement surmontée d'un bourrelet;

5° *Busquée* lorsque la face antérieure est bombée;

6° *Moutonnée* lorsque le chanfrein seul est convexe;

7° *De lièvre* lorsque le front seul est bombé et les oreilles rapprochées.

Ces trois dernières conformations sont disgracieuses; de plus, elles coïncident ordinairement avec un défaut de largeur du crâne et de la face; il n'est pas rare de les rencontrer chez des chevaux vicieux ou corneurs;

8° *De cochon* lorsque la face est concave, les ganaches chargées, les yeux petits et couverts, les oreilles épaisses et pendantes.

Dimensions. Trop *longue* ou trop *courte*, la tête est peu harmonieuse.

Attaches. La tête est :

1° *Bien attachée* lorsqu'elle est adaptée à l'extrémité antérieure de l'encolure par des lignes harmonieuses, que la nuque est large, les parotides légèrement déprimées pour permettre à la tête d'exécuter avec aisance les mouvements en sens divers;

2° *Mal attachée* ou *décousue*, lorsque la nuque est étroite, les parotides larges, profondes de façon à simuler une sorte d'étranglement. Cette défectuosité est grave, surtout si l'encolure est mince, grêle. Dans ce cas, le cheval *pèse* ou *bat* à la main, et la tête manque de fixité;

3° *Plaquée*, lorsque les parotides sont étroites, pleines, la nuque courte, le bord postérieur du maxillaire rapproché de la première vertèbre du cou, au point de gêner ou d'empêcher les mouvements de flexion de la tête.

Direction. Chez le cheval de selle, la direction de la tête varie entre la ligne oblique de 45° et la verticale; cette direction est, du reste, subordonnée au genre de travail et à la conformation.

Lorsque la tête prend une direction qui se rapproche de l'horizontale, le cheval *porte au vent*, disposition favorable à la vitesse, mais défavorable à l'action du mors et partant au maniement du cheval. La direction *verticale* ou à peu près, ou même oblique en arrière, fait partie du *rassembler*; le cheval est dit s'encapuchonner, se mettre en arrière de la main. Cette disposition, favorable aux mouvements relevés, peut, chez un cheval dont le caractère est difficile, le rendre peu maniable.

Mouvements. Le cheval *encense* lorsque la tête exécute de fréquents mouvements d'élévation et d'abaissement. Ce mouvement est l'indice soit de fatigue, soit de faiblesse du rein ou de l'encolure, soit aussi d'attache défectueuse.

Rôle mécanique de la tête : ce rôle est très important dans tous les mouvements. Comme il est commun à celui de l'encolure, nous en parlerons à propos de cette région.

DE L'ENCOLURE.

L'encolure est la région qui, par sa base, émerge de la partie antérieure du tronc, et par son extrémité antérieure supporte la tête. Les sept vertèbres cervicales, le ligament cervical, la trachée, des vaisseaux de gros calibre et des muscles puissants sont les organes principaux de sa constitution.

La conformation de l'encolure est subordonnée au genre de service auquel le cheval est destiné. Pour apprécier ce qu'elle doit être, il importe, avant tout, de connaître son rôle, sa mission.

L'encolure forme avec la tête un balancier suspendu en

avant de la base de sustentation et dont la moindre déviation déplace le centre de gravité de toute la masse. Aussi ce balancier, cette sorte de gouvernail, prélude-t-il à *tous les mouvements du cheval*, et son action est d'autant plus sensible, plus délicate, qu'il a plus de longueur. En se relevant, il reporte le centre de gravité en arrière, décharge l'avant-main et surcharge l'arrière-main ; en s'allongeant en avant et vers le bas, il rend l'équilibre plus instable. La rapidité des mouvements et la longueur des muscles chargés de faire mouvoir les leviers moteurs sont les deux principaux facteurs de la vitesse ; cette double condition sera remplie par une encolure longue, droite, et dont la direction se rapprochera de la ligne horizontale. Au contraire, la force plutôt que la rapidité réclame une encolure courte, fortement musclée. Dans tous les cas, la direction sera d'autant plus oblique que les mouvements devront être plus relevés, et d'autant plus horizontale que l'on recherchera des mouvements plutôt étendus et plus rapides.

L'encolure affecte différentes formes :

1° Encolure *droite* ou *pyramidale*, celle dont les deux bords sont droits et convergents en avant : elle convient au cheval de selle ;

2° *Rouée* lorsque le bord supérieur est convexe et le bord inférieur concave ; elle est défavorable à la vitesse, convient pour les services aux allures relevées, cadencées [manège, attelage de luxe] ;

3° De *cygne*, celle qui offre une double courbure en S ; mêmes aptitudes que la précédente ;

4° De *cerf, fausse* ou *renversée*, celle dont le bord inférieur est légèrement convexe et le bord supérieur concave ; elle convient aux allures rapides. C'est surtout dans cette conformation que l'on rencontre, en avant du garrot, une dépression à laquelle on a donné le nom de *coup de hache*.

Longueur : l'encolure très longue est favorable à la vitesse ; pour le cheval de selle, pour le cheval d'arme, l'encolure très longue manque de fixité, mieux vaut une encolure de moyenne longueur.

La *direction* la plus favorable est celle qui se rapproche de l'oblique à 45°.

Beautés : l'encolure doit avoir une longueur en rapport avec le genre de service, être bien musclée, bien sortie, c'est-à-dire que les faces latérales doivent se confondre insensiblement en arrière avec les épaules, le bord supérieur avec le garrot et le bord inférieur avec le poitrail. L'extrémité antérieure doit s'unir à la tête par de bonnes attaches. Le bord supérieur mince, le bord inférieur large, sec et net. La gouttière jugulaire bien dessinée, exempte de cicatrice, de tumeur quelconques. Les mouvements seront aisés, souples.

Défectuosités : trop longue ou trop courte, trop maigre, grêle, ou bien trop épaisse, chargée, mal sortie. Parfois, le bord supérieur est épais, tombe d'un côté [encolure penchée]. Cette disposition se remarque surtout chez le cheval entier.

Tares et maladies : traces de séton aux faces latérales ; cicatrices et varices le long du trajet de la veine [au fond de la gouttière jugulaire]; cicatrices au bord inférieur, indiquant la trachéotomie; au bord supérieur, une maladie de peau [rouvieux] occasionne la chute des poils.

La *crinière* comprend les crins qui garnissent le bord supérieur de l'encolure ; la finesse est un indice de distinction, de sang.

La crinière à la *hussarde*, en *brosse* ou en *vergette* est celle dont les crins ont été coupés à peu de distance de la peau. La crinière est dite double lorsque les crins retombent de chaque côté.

Le **poitrail**, situé à la partie antérieure du tronc, se confond, en haut, avec l'encolure, de chaque côté avec l'épaule, la pointe de l'épaule et le bras; en bas avec les ars et l'inter-ars.

Beautés : Les caractères de bonne conformation sont relatifs au genre de service auquel on destine le cheval. Le poitrail très large convient au cheval de gros trait; pour le cheval de vitesse, il faut le poitrail relativement plus étroit; chez le cheval d'arme, il doit être de largeur moyenne. Dans tous les services, il importe que les muscles soient fermes et bien dessinés.

Les défectuosités découlent des caractères opposés.

Tares : Traces de sinapisme, de vésicatoire, de sétons, tous moyens employés contre les maladies de poitrine.

Les **ars** sont deux régions qui correspondent aux points de jonction du tronc avec les membres antérieurs.

L'**inter-ars** est la région située entre les ars.

Le **garrot** est la région située au sommet des deux épaules, en avant du dos, en arrière du bord supérieur de l'encolure. Il a pour base les apophyses épineuses des 8 ou 9 premières [la 1re exceptée] des vertèbres dorsales, ainsi que les muscles qui s'attachent sur celles-ci.

Le développement du garrot est un indice important de force, de vitesse, voire aussi de distinction. En effet, les os qui en forment la base servent de leviers aux forces musculaires et au ligament cervical, qui agissent en avant par le balancier cervical et la tête et en arrière par les muscles volumineux qui longent la colonne vertébrale. C'est de la hauteur du garrot que dépendent le port de la tête et l'agilité de l'avant-main; c'est lui aussi qui joue un grand rôle dans les mouvements du cabrer et de la ruade, car l'action de la puissance musculaire est d'autant plus favorisée que les apophyses épineuses sont plus longues et plus inclinées.

Beautés : le garrot élevé, net, sec à son sommet, bien musclé à sa base, bien sorti, c'est-à-dire se confondant insensiblement avec les régions circonvoisines. Chez la jument, le garrot est ordinairement moins développé en hauteur.

La hauteur du garrot peut être considérée au point de vue absolu ou relativement à la hauteur de la croupe.

Défectuosités : le garrot bas et empâté; le garrot maigre, tranchant, ou mal sorti. Les chevaux qui ont le garrot bas, empâté, sont lourds à la main, leur avant-main est écrasée par le poids de la charge, ils forgent et galopent lourdement.

Maladies : blessures à la peau ou tumeurs [kystes ou phlegmons]. Ces maladies sont désignées sous le nom générique de mal de garrot et le cheval est dit : égarroté.

Tares : dénudations, cicatrices, tumeurs.

MEMBRES ANTÉRIEURS.

L'épaule a pour base le scapulum et les muscles qui recouvrent cet os. Elle est maintenue appliquée contre le thorax par des muscles puissants et elle est mise en mouvement par les mêmes muscles, ainsi que par d'autres qui se rendent au cou et au bras. C'est sa longueur qui détermine l'amplitude de l'arc décrit par l'extrémité inférieure du membre : plus cette amplitude est grande, plus est étendue la partie de terrain entamée à chaque pas. C'est donc l'épaule qui commande l'étendue du mouvement; mais elle n'en détermine pas seule la rapidité.

La *pointe de l'épaule* est la partie arrondie qui correspond au sommet de l'angle formé par l'épaule et le bras.

L'épaule *droite* est celle dont la direction se rapproche de la verticale : l'épaule *droite* est *courte*. L'épaule *oblique* est inclinée d'arrière en avant : elle est *longue*. L'épaule *sèche* a les formes osseuses bien dessinées : elle est *maigre* ou *décharnée* selon le degré d'atrophie des muscles ; elle est *plate* lorsqu'elle semble fichée contre la poitrine ; elle est *grasse, chargée*, lorsque les éminences osseuses sont masquées dans une masse de tissus mous. L'épaule est *froide* lorsque ses mouvements sont peu étendus, surtout au début de l'exercice ; elle est *chevillée* lorsque ses mouvements sont très raccourcis.

Beautés : pour le cheval de selle, il faut rechercher l'épaule longue, oblique, bien musclée, se confondant d'une façon insensible, sans brusque dépression, avec les régions voisines ; ses mouvements doivent être aisés et étendus.

Pour le cheval de trait, l'épaule peut être plus droite, et présenter, au point de jonction avec l'encolure, une dépression propre à fournir appui au collier.

Défectuosités : trop courte, trop maigre, ou trop chargée ; elle est surtout défectueuse lorsque ses mouvements sont raccourcis, qu'elle est *froide* ou *chevillée* (occasionné souvent par des lésions du pied).

Tares : traces de vésicatoire, de seton ou de feux.

Jadis, on plaçait le siège de la plupart des boiteries dans l'épaule et on les désignait sous le nom d'*écart*. Il est démontré aujourd'hui que les écarts sont rares et que la plupart des causes de boiterie résident dans le pied.

Le **bras** se confond pour ainsi dire avec l'épaule, bien que l'os [l'humérus] qui en forme la base ait une direction inverse à celle de l'os de l'épaule.

Le bras doit être long, oblique à 50 ou 55°, et avoir une direction parallèle à l'axe du corps.

L'avant-bras, compris entre le bras et le coude d'une part et le genou d'autre part, a pour base le radius et une partie du cubitus, ainsi que ses muscles et ses tendons.

La longueur de l'avant-bras donne de l'étendue aux mouvements; mais dans ce cas, l'animal lève peu les membres [il rase le tapis]. Si l'avant-bras est plus court, les rayons inférieurs plient davantage sous le corps [le cheval troussé].

Beautés : la longueur est donc relative au genre de service, la grande longueur est favorable à la vitesse. Pour le cheval d'arme, l'avant-bras doit être assez long; pour tous les services, la largeur, l'épaisseur, la forte musculature et la direction verticale sont des beautés absolues.

Défectuosités : court, grêle ou dévié de sa direction verticale, n'importe dans quel sens.

Tares : blessures et tumeurs molles [vessigons] à son extrémité inférieure.

Le coude est la saillie qui a pour base l'*olécrane* [extrémité supérieure de l'os cubitus] sur lequel viennent s'insérer des muscles puissants. C'est un levier dont le rôle est important et qui est d'autant plus puissant qu'il a plus de longueur.

Beautés : coude long, sec, net, ayant une direction parallèle à l'axe du corps.

Défectuosités : court, dévié en dedans ou au dehors. La conformation vicieuse entraîne, dans une direction opposée, l'extrémité inférieure du membre. Le coude oblique en dedans se heurte contre les côtes.

Tares : tumeurs [loupes ou éponges].

La châtaigne est une excroissance cornée qui se trouve à la face interne du tiers inférieur de l'avant-bras. Aux membres postérieurs, la châtaigne occupe la face interne du jarret.

Le **genou** consiste en une sorte de renflement situé entre l'avant-bras et le canon, en se confondant, avec ces deux régions, par des courbes bien ménagées; il a pour base la jointure des sept os du carpe; il est le siège de mouvements très importants.

La face antérieure du genou est légèrement bombée; sa face postérieure (le pli du genou) laisse émerger une éminence formée par l'os crochu, laquelle est un levier important.

Beautés : de face comme de profil, il importe que le genou soit dans une direction verticale; vu de face il doit être large et épais vu de profil; de plus il doit être sec, net, et les mouvements dont cette articulation complexe est le siège doivent être aisés et étendus.

Le genou est dit : *bien descendu,* lorsque l'avant-bras est long.

Défectuosités : genou de veau, celui qui manque de largeur et d'épaisseur; *empâté,* lorsque les éminences osseuses, peu développées, sont noyées dans les tissus blancs; *brassicourt* ou *arqué,* lorsque le genou est dévié en avant [brassicourt si le défaut est congénital et arqué s'il est l'effet de l'usure]. Dans ce dernier cas, le membre est parfois le siège de mouvements involontaires, de petits soubresauts; le tendon est rarement sain, le paturon est redressé, le membre traîne en se portant en avant et le cheval butte : *creux* ou *effacé,* lorsqu'il est en arrière de la verticale; *de mouton,* lorsque, conjointement à cette déviation en arrière, il est étroit et mince; *genou de bœuf,* lorsqu'il est porté en dedans; *cambré,* lorsqu'il est porté en dehors.

Toutes ces déviations du genou constituent des défectuosités sérieuses ayant une influence marquée sur la force du membre et sur les mouvements de l'extrémité inférieure qu'elles font rejeter en dehors des lignes d'aplomb.

Tares : cheval couronné est une expression employée pour désigner toute dénudation, tout changement accidentel de couleur du poil, toutes cicatrices existant à la face antérieure du genou. Ces tares, bien que n'exerçant, par *elles-mêmes*, aucune influence préjudiciable sur les mouvements ni sur les services que pourrait rendre l'animal, diminuent néanmoins sa valeur commerciale, parce qu'elles sont considérées comme l'indice d'une faiblesse de l'avant-main.

Les plaies ou crevasses ayant leur siége au pli du genou portent le nom de *solandres :* elles sont lentes à guérir.

L'*hygroma* est une tumeur molle, fluctuante, occupant toute la face antérieure du genou ; c'est une tare très grave.

Le *vessigon* est une tumeur molle circonscrite, formée par l'accumulation de synovie ; on distingue le vessigon articulaire et le vessigon tendineux. L'*articulaire* est le plus grave ; il dépend de la synoviale articulaire ; sa forme est plus arrondie et d'un volume plus petit, il se rencontre au-dessus de l'os sus-carpien, quelquefois vers le milieu de la face antérieure [grosseur d'une noisette]. Les vessigons tendineux ou carpien se montrent sous forme de tumeurs ovoïdes, au nombre de deux souvent, l'un en dedans l'autre en dehors, dans l'intervalle compris entre la face postérieure de l'os de l'avant-bras et les tendons des muscles fléchisseurs.

Les tares *dures*, de nature *osseuse*, sont appelées *osselets* ; elles sont très graves, d'un petit volume. Elles sont quelquefois disposées en chapelet autour du genou ; celui-ci est, dans ce cas, dit *cerclé*.

Le **canon** est compris entre le genou et le boulet ; il a pour base les os métacarpiens.

Sa longueur est inversement proportionnelle à celle de l'avant-bras. On recherche de la briéveté chez les chevaux auxquels on demande de la vitesse et de la longueur chez ceux qui doivent produire des mouvements relevés. Pour tous les services, le canon doit être épais, large, sec, net et avoir une direction perpendiculaire.

Le canon est défectueux s'il est grêle, s'il est noyé dans une peau épaisse ou dans du tissu mou (canon rond).

Tares : le *suros* est une tumeur osseuse, se greffant pour ainsi dire sur l'os. Il existe le plus souvent à la face interne du canon. S'il en existe un de chaque côté, a la même hauteur, on dit qu'ils sont *chevillés*. S'ils sont nombreux et rapprochés, on les désigne sous le nom de *fusée*. Les suros peuvent faire boiter pendant leur période de formation : plus tard, ils sont inoffensifs, a moins que par leur situation ils ne gênent le jeu des tendons.

Le tendon. — Sous le nom de *tendon* on comprend cette espèce de corde qui, partant de la partie inférieure du pli du genou, longe la face postérieure du canon et s'épanouit contre le boulet. Il est composé des deux tendons des muscles fléchisseurs du pied et du ligament suspenseur. L'ensemble de ces organes constitue un merveilleux appareil doué d'une force prodigieuse, d'une grande souplesse, d'une grande élasticité, lequel exerce une influence considérable dans l'amortissement des chocs.

Beautés : d'un tissu serré, d'un volume gros plutôt que petit ; le tendon doit être sec, net et être éloigné le plus possible de l'os du canon (bien détaché).

Défectuosités : le *tendon failli* est une défectuosité sérieuse qui occasionne de la faiblesse à l'avant-main, et qui consiste dans une dépression, dans une sorte d'étranglement que subit le tendon immédiatement en dessous du pli du genou.

Le tendon *grêle* est trop mince, il manque de force. Le

tendon noyé dans le tissu cellulaire [*jambes de veau*], mal dessiné, manque également de force.

Tares : nerf-ferrure, c'est l'inflammation du tendon, accompagnée de gonflement et de boiterie. Lorsqu'elle devient chronique, cette altération se traduit souvent par de petites tumeurs auxquelles on donne le nom de *ganglions* [tendon ferru]. Un pareil tendon doit être tenu en sérieuse suspicion. Le cheval est *claqué* dans son devant lorsque, à la suite d'un effort violent, les fibres tendineuses sont rompues en totalité ou en partie. C'est une lésion qui compromet l'avenir du cheval.

Le **boulet** est la région renflée et arrondie qui fait suite à l'extrémité inférieure du canon; il a pour base l'articulation de cet os avec l'os du paturon et les deux grands sésamoïdes. Il porte, à la face postérieure, une touffe de poils appelée *fanon* dans laquelle se trouve une production cornée appelée *ergot*.

Beautés : la largeur d'avant en arrière est une beauté absolue; le boulet doit aussi être épais, sec, net, être placé sur la direction verticale du canon, et faire avec le paturon un angle de 150° environ; ses mouvements doivent être aisés et se produire suivant un plan parallèle au plan médian du corps.

Défectuosités : boulet grêle, rond, coulé, cheval à *poignet mince, faible dans ses attaches,* sont autant d'expressions qui signifient que le boulet manque de largeur et d'épaisseur.

Le cheval est *droit sur des boulets,* il est *droit jointé* lorsque le paturon, se rapprochant trop de la verticale, fait avec le canon un angle trop ouvert: les rayons osseux, se trouvant alors juxtaposés sur une même ligne, souffrent des chocs produits par l'appui du membre et les réactions sont dures.

Le cheval est *boulété* lorsque l'angle du boulet est effacé ou même quand la face antérieure de cette articulation est portée en avant. Cette déviation est l'indice d'usure avancée. Certains chevaux ne présentent cette défectuosité qu'à l'écurie, l'exercice la faisant disparaître ; on dit alors que l'animal est *juché*. Lorsque l'angle du boulet est trop fermé, le cheval est *bas-jointé* ou *assis sur ses boulets*, disposition qui rend les réactions douces, mais qui fatigue considérablement les tendons et l'appareil ligamenteux du boulet.

Tares : blessures et cicatrices de la face antérieure [chutes] ou de la face interne [cheval qui se coupe].

Les autres tares sont molles ou dures. Les tares molles sont les plus fréquentes ; ce sont des tumeurs formées par l'accumulation de synovie, soit dans les synoviales articulaires [ce sont alors des *mollettes articulaires*], soit dans les gaines synoviales tendineuses [ce sont des *mollettes tendineuses*]. Les articulaires, les plus graves, sont arrondies, du volume d'un œuf de pigeon, apparentes surtout lorsque le membre est à l'appui, et diminuant ou disparaissant lorsque le pied est levé. Elles se montrent entre la face postérieure du canon et la face antérieure du ligament suspenseur. Il s'en forme aussi en dessous du boulet de la grosseur d'une noisette. Les mollettes tendineuses ont une forme plus allongée et ont leur siège le long du tendon, surtout au-dessus du boulet, quelquefois en dessous ; elles ne nuisent généralement pas aux mouvements aussi longtemps qu'elles n'ont pas acquis une certaine dureté.

Les mollettes peuvent n'exister que d'un côté [mollette simple, externe ou interne] ou exister des deux côtés [mollettes chevillées].

L'*hygroma* est une tumeur fluctuante, indolente qui occupe la face antérieure du boulet. C'est une tare grave.

Les *osselets* sont des tumeurs dures; ils peuvent exister seuls, chevillés ou en fusée; ils empruntent leur gravité à leur situation, c'est-à-dire à la gêne qu'ils peuvent provoquer dans le jeu des articulations ou des tendons.

Le **paturon** est compris entre le boulet et la couronne; il a pour base la première phalange.

Beautés : paturon large, épais, sec, net, de longueur moyenne et incliné à 45° environ.

Défectuosités : paturon mince, grêle, trop long [long jointé], trop incliné [bas jointé], trop court [court jointé], trop droit [droit jointé].

Ces déviations entraînent naturellement les déviations analogues du boulet.

Tares : les plus fréquentes sont des tumeurs osseuses appelées *formes*, elles sont très graves.

La **couronne** fait suite au paturon, dont elle semble n'être que la continuation; en bas elle est limitée par le sabot, elle a pour base la deuxième phalange.

De même que le paturon, la couronne bien conformée est large, épaisse, sèche et nette et inclinée à 45°.

Les tumeurs osseuses que l'on y rencontre et qui sont aussi très graves s'appellent *formes* comme celles du paturon.

Le pied. — En extérieur, le pied comprend toute la partie inférieure du membre recouverte de corne; on y reconnaît

La *muraille*, qui est toute la partie de corne visible lorsque le pied est posé à terre. On l'a divisée en plusieurs régions, savoir : la pince qui occupe la partie antérieure, les *mamelles*, une de chaque côté de la pince; en arrière des mamelles sont les *quartiers*, et en arrière de ceux-ci sont les *talons*.

La *face inférieure*, qui comprend : 1° la *sole*, plaque de

corne en forme de croissant échancré en arrière et dont la
grande circonférence correspond au bord inférieur de la
muraille; 2° la *fourchette*, sorte de pyramide élastique
enclavée dans l'échancrure de la sole.

Le pied jouit d'une certaine élasticité, c'est-à-dire qu'il
s'élargit pendant la marche, puis revient sur lui-même;
cette élasticité est surtout prononcée dans les parties postérieures.

Le sabot est un appareil protecteur; il concourt aussi pour
une large part à l'amortissement des chocs.

Beautés : d'un volume en rapport avec les autres parties
du corps, les pieds d'un même bipède doivent être égaux
entre eux, avoir leur grand axe parallèle à celui du corps,
poser bien à plat sans hésitation. La muraille lisse, unie, de
couleur noire de préférence et d'une inclinaison de $45°$; les
talons hauts [hauteur équivalente à la moitié de la hauteur
de la pince], la sole creuse, la fourchette bien développée,
ferme et élastique.

Défectuosités : pieds inégaux, pieds trop grands ou trop
petits, resserrés, encastelés, à talons trop hauts, à talons bas
et renversés; les pieds plats, c'est-à-dire à sole plane, les pieds
combles [la sole est bombée en dessous] rendent généralement le cheval impropre au service de la selle.

Les pieds à corne sèche, cassante, dont la paroi présente
des ébréchures [pieds dérobés], les pieds à fourchette petite,
atrophiée sont parfois des indices de maladie ou de boiterie.

Le pied est encore défectueux lorsque sa muraille manque
d'épaisseur [pieds faibles], lorsque son axe est dirigé en
dedans [cagneux] ou en dehors [panard] ou lorsque l'appui
se fait en pince [cheval pincard] ou sur les talons [fourbure
ancienne].

Il importe aussi de se défier des pieds cerclés, c'est-à-dire de ceux qui offrent sur la muraille des cercles plus ou moins prononcés et plus ou moins rapprochés.

Maladies : la *seime* est une fente allant de haut vers le bas et entamant l'épaisseur de la muraille. Elle n'est pas incurable, mais il est des pieds sur lesquels elle se reproduit.

La *bleime* est une espèce de meurtrissure ou d'abcès dont le siège ordinaire est à la sole, près du talon interne. Elle n'a pas de gravité ; cependant, il convient de se défier des pieds dont la conformation rend les bleimes fréquentes.

La fourchette *échauffée, pourrie* constitue deux degrés d'une affection qui se traduit par le ramollissement et une suppuration fétide. Elle offre généralement peu de gravité ; elle réclame néanmoins des soins.

La fourchette *grasse,* charnue, a un gros volume et a une texture lardacée.

Le *crapaud* est une maladie grave, reconnaissable à l'odeur et à l'aspect répugnants ; le dessous du pied n'est parfois qu'un putrilage.

La *fourbure ancienne* se caractérise par la déformation du pied ; celui-ci s'allonge, la muraille s'incline et se couvre de cercles, la sole se bombe [pied comble], les talons deviennent hauts et fuyants. l'appui du pied, lorsque l'animal est en marche, commence d'abord par les talons. Cette maladie, qui se manifeste à des degrés divers, rend généralement le cheval impropre à un service actif.

RÉGIONS DU CORPS.

Le passage des sangles. — C'est une région sans limites bien précises. située à la partie inférieure de la poitrine et correspondant à l'endroit sur lequel s'applique la sangle. En dedans, elle correspond aussi à l'organe le plus important de la circulation, c'est-à-dire au cœur. On considère donc comme un signe favorable au fond, à la résistance, la conformation large de cette région et l'absence de toute dépression sensible.

La côte. — Région située derrière l'épaule, la côte s'étend jusqu'au flanc : elle est limitée en haut par le dos et a pour base les côtes non recouvertes par l'épaule.

Beautés : la beauté de la côte consiste dans tout ce qui peut rendre la poitrine spacieuse, c'est-à-dire sa longueur d'avant en arrière, sa hauteur et sa rondeur.

Défectuosités : côte courte et plate.

Tares : traces de vésicatoire et de sinapisme employés contre les maladies de poitrine.

La **poitrine** n'est pas, à proprement parler, une région : c'est plutôt l'ensemble de plusieurs régions constituant la cavité dans laquelle sont logés le cœur et les poumons. C'est du contour extérieur et des dimensions des parois de la poitrine que l'on juge, dans une certaine mesure, de la puissance et du fond chez le cheval.

Beautés : la capacité de la poitrine est une beauté absolue : donc : sa longueur du poitrail au flanc, sa largeur d'un côté à l'autre, sa profondeur ou hauteur du garrot à la partie inférieure sont des qualités à rechercher.

Ces trois dimensions peuvent se suppléer : ainsi, chez le cheval de course, on a diminué la largeur en augmentant la hauteur dans des proportions considérables.

Défectuosités : poitrine courte, étroite et serrée.

Les **flancs,** situés l'un à droite, l'autre à gauche du tronc, en dessous du rein, entre la dernière côte et la hanche, sont des parties légèrement excavées : plus ils sont courts, plus grand est l'espace occupé par la poitrine. Ils subissent les effets des mouvements de la respiration, c'est-à-dire qu'ils s'élèvent et s'abaissent alternativement. Ils reflètent donc les irrégularités qui se produisent dans cette fonction, et peuvent servir à constater l'intégrité ou l'altération de l'appareil respiratoire, et même, dans certains cas, de l'appareil digestif.

On reconnaît au flanc trois régions : 1° la partie supérieure, légèrement déprimée, c'est le *creux;* celui-ci est séparé de la partie inférieure appelée le *fuyant* par une partie oblique, en relief, appelée la *corde.*

Le flanc est :

Creux lorsque la région supérieure est en excavation prononcée ;

Cordé lorsque la partie moyenne ou corde fait une forte saillie ;

Efflanqué [cheval] lorsque le flanc est creux et que la partie fuyante est rétractée ;

Retroussé si le flanc semble remonté vers le rein ;

Levretté : le flanc est levretté ou le cheval est dit levrette lorsque la partie inférieure du flanc, ainsi que le ventre, sont rétractés. C'est l'indice d'un cheval qui se nourrit mal.

Mouvements : le flanc est soumis d'une façon incessante à deux mouvements opposés produits par la respiration : l'élévation [inspiration] et l'abaissement [expiration], mouvements qui s'exécutent régulièrement, à intervalles égaux, au nombre de 9 à 10 par minute, lorsque l'animal est en bonne santé et est au repos. Ce nombre augmente sensiblement par l'exercice ou par l'influence de maladie, au point d'atteindre le chiffre de 40 à 50 et plus. Selon la rapidité avec laquelle ces mouvements se succèdent, on dit que le flanc est calme ou agité, que l'animal bat des flancs.

Lorsque le flanc s'accélère après un court exercice ou

lorsque le cheval reste *essoufflé* longtemps après le travail, on dit qu'il est *court d'haleine*.

Si le flanc, dans son mouvement d'abaissement, au lieu de descendre d'une façon uniforme, continue, s'arrête brusquement pour reprendre ensuite sa course, c'est un des caractères de la pousse, et ce temps d'arrêt prend le nom de *coup de fouet*, de *soubresaut*.

Examen du flanc : le flanc est une région qu'il importe d'examiner attentivement. A cet effet, on place l'animal dans un endroit calme, où il ne sera excité ni tourmenté par aucune influence extérieure: parfois même on lui donne à manger. Puis on le dispose de façon à éclairer parfaitement la région. L'examinateur se place sur le côté, en portant surtout son regard sur la partie fuyante, pendant quelques minutes, et en analysant tous les mouvements. En cas de doute, l'examen doit être renouvelé après un exercice plus ou moins intense ou prolongé.

Beautés : le flanc est beau lorsqu'il est court, que le *creux* est peu prononcé, la corde à peine saillante et que le *fuyant* se confond, sans transition, avec le ventre et avec la côte. En un mot, le flanc doit être arrondi et ses mouvements doivent être calmes, réguliers.

Défectuosités : le flanc est défectueux lorsqu'il est long, creux, cordé, retroussé, ou qu'il présente des irrégularités dans les mouvements.

Le **ventre** est la région qui correspond à la paroi inférieure du tronc.

Beautés : d'un volume proportionné à la taille de l'animal, le ventre, par son contour, doit continuer la forme extérieure de la poitrine.

Défectuosités : trop *volumineux*, *ventre avalé*, *ventre de vache* sont des défectuosités que l'on rencontre chez les animaux de race commune, chez ceux aussi qui reçoivent une alimentation grossière.

Le ventre qui manque de volume [étroit de boyaux, manque de corps, levretté] indique souvent un tempérament nerveux, un cheval qui se nourrit mal. Le ventre *retroussé*, c'est-à-dire rétracté dans sa partie postérieure, se remarque à la suite de maladies sérieuses ; il existe aussi après la période active de l'entraînement.

Tares : hernie ombilicale [tare sérieuse], dépilation, cicatrices.

L'aine est le pli de la peau formé par la jonction du ventre avec la cuisse.

Organes sexuels externes. — Chez le cheval entier, les deux testicules doivent être descendus dans les bourses et être bien distincts. Il arrive qu'un seul testicule est apparent, l'autre étant resté à l'intérieur, le cheval est alors *pif* ou *monorchide* ; on réserve le mot *cryptorchide* pour désigner le cheval chez lequel aucun testicule n'est apparent. Le cheval émasculé est appelé *hongre*.

Il importe de bien examiner cette région à l'effet de s'assurer : 1° s'il n'existe pas de *hernie* [tumeur molle formée par l'intestin descendu dans une poche constituée par la peau distendue, c'est une lésion grave] ; 2° si la castration a été bien faite, ce dont on peut se convaincre par la présence de deux cicatrices symétriques à la peau, et par l'extrémité des cordons que l'on sent facilement aux points correspondant à ces cicatrices ; 3° s'il n'existe pas de suppuration ou de fistule.

La **verge**, au repos, est maintenue dans le fourreau ; si elle est *pendante*, c'est par suite de paralysie ; il en est de même si elle laisse échapper l'urine goutte à goutte [maladie sérieuse].

Pendant l'allure du trot, il se produit quelquefois un bruit de gargouillement très prononcé [bruit de grenouille] occasionné par l'entrée et la sortie de l'air dans le fourreau : il n'a aucune importance. Ce bruit ne se fait jamais entendre chez la jument.

Chez la jument, la **vulve** doit être intacte. Les juments *pisseuses* émettent l'urine fréquemment par jets, surtout lorsqu'on les touche, car elles sont chatouilleuses, et ordinairement peu maniables.

Les **mamelles**, au nombre de deux, ont le même volume et doivent être exemptes de tumeur.

Le **périnée** est cette partie de peau fine, à poils courts, située entre les fesses, depuis l'anus jusqu'aux organes génitaux chez le mâle et jusqu'aux mamelles chez la jument. La ligne médiane [le *raphé*] est marquée par des poils imbriqués d'une direction différente.

L'anus est l'orifice extérieur du tube digestif. Il est sous forme de bourrelet [bien marronné] chez les jeunes chevaux, surtout chez les chevaux de sang. L'anus est défectueux lorsqu'il est béant.

Tares : fistules ou tumeurs.

Le **dos** fait suite au garrot et il se continue en arrière par le rein. Il a pour base les neuf dernières vertèbres dorsales et des muscles puissants. Il jouit de peu de mobilité, surtout dans sa partie antérieure : il forme la voûte de la poitrine.

Le dos de *carpe* ou de *mulet* présente une convexité vers le haut : ordinairement il est étroit, tranchant : en même temps la côte est plate. Cette disposition est favorable au bât, mais défavorable à la souplesse ; elle est même défectueuse pour le service de la selle.

Le dos *concave*, *creux* ou *ensellé* affecte la disposition opposée à la précédente. Cette disposition, congénitale ou acquise, est défectueuse à tous égards.

Le dos *plongeant* est oblique d'arrière en avant ; il occasionne une surcharge de l'avant-main et la selle est entraînée sur le garrot.

Le dos *double* est large, garni de muscles volumineux séparés sur la ligne médiane par un sillon. Cette conformation peut être une défectuosité très grave si elle dépend du manque de hauteur des apophyses épineuses ; si elle est due au grand développement des muscles, elle est l'indice de force et est très favorable aux travaux lents.

Beautés : chez le cheval de selle, le dos droit, horizontal, bien musclé est celui qui répond le mieux aux indications.

Défectuosités : toutes déviations de la ligne droite et horizontale, soit le dos ensellé, soit le dos de mulet, soit le dos plongeant ; il en est de même du dos double et du dos tranchant.

Le **rein** a pour base les six vertèbres lombaires ; il fait suite au dos, dont il partage le rôle mécanique. Ces deux régions unies forment une espèce d'arche réunissant les membres antérieurs aux postérieurs, dont elles associent les mouvements ; elles supportent les organes abdominaux et thoraciques, ainsi que le poids du cavalier. Par leur organisation en pièces multiples réunies, elles jouent un rôle important dans l'amortissement des réactions, dans la souplesse des mouvements, sans préjudice à la solidité et à la rigidité nécessaires pour transmettre à l'avant-main l'impulsion communiquée par l'arrière-main.

Le rein est bien attaché lorsque sa jonction avec la croupe

se fait sur une ligne droite par une transition peu marquée.
Il est, au contraire, mal attaché lorsqu'il émerge de la croupe
par une dépression plus ou moins prononcée. Cette dépression, en brisant la ligne de voûte, brise du même coup la
rectitude de la ligne de support et de la ligne de transmission. De là une cause de faiblesse, une cause de déperdition
dans la transmission de l'effort.

Beautés : le rein répond d'autant mieux aux exigences de
son rôle qu'il est plus court, plus large, plus droit, mieux
musclé et surtout mieux attaché. Lorsqu'on le comprime à
l'aide des doigts, l'animal bien portant manifeste de la sensibilité en affaissant le rein et la hanche.

Défectuosités : les deux défectuosités absolues résident dans
la trop grande longueur et dans la mauvaise attache; son
insensibilité et sa rigidité lorsqu'on le pince légèrement sont
ordinairement des signes de maladie.

Tares : dénudations, traces de vésicatoire.

Cette région est souvent le siège de blessures produites par
les harnais; ces blessures portent le nom de mal de rognon.

ARRIÈRE-MAIN.

La **croupe** comprend la partie qui, sur la ligne médiane,
va du rein à la queue et s'étend, de chaque côté, jusqu'aux
cuisses; elle a pour base les os sacrum, les coxaux ainsi que
des muscles volumineux.

La croupe, par ses leviers puissants et par ses muscles
volumineux, agit activement dans tous les mouvements de
l'arrière-main et du tronc; elle est également agent de transmission des efforts produits dans les membres postérieurs.

La croupe affecte différentes formes :

Étant admis que la direction de la croupe est indiquée par

une ligne joignant la hanche et la pointe de la fesse, en passant par l'articulation du bassin avec l'os de la cuisse, on pourra distinguer :

La croupe *horizontale*, celle dont la direction se rapproche de l'horizontale ; la croupe *oblique*, celle dont la direction a une obliquité de plus de 45° ; la croupe en *pupitre*, lorsque l'obliquité s'étend non seulement aux parties latérales, mais aussi à la ligne médiane.

La croupe est *courte* lorsqu'elle manque de longueur du centre de l'articulation à la pointe de la fesse ; elle est longue dans le cas contraire.

La croupe *coupée* ou *avalée* est la croupe en pupitre et courte.

La croupe est arrondie ou anguleuse selon la forme et la saillie des angles.

La croupe large mesure une grande distance d'une pointe de la hanche à l'autre ; elle est *double* lorsque la ligne médiane est marquée par un sillon ; trop de largeur fait bercer l'arrière-main.

Elle est *étroite*, *tranchante* ou de *mulet* lorsque la crête médiane est saillante ; les cuisses sont alors rapprochées et le cheval est serré du derrière.

La croupe est *vacillante* lorsque, pendant la marche, elle éprouve des mouvements de bercement latéral.

Beautés : la croupe longue [la pointe de la fesse étant bien développée] ; oblique à 45° et sa ligne médiane se rapprochant de l'horizontale ; bien musclée ; d'une largeur moyenne, égale ou à peu près, mesurée entre les hanches et entre les pointes des fesses.

Défectuosités : la croupe, courte, avalée, étroite ou trop large, maigre et vacillante.

Tares : traces de séton, de feu ou de vésicatoires, appliqués dans les cas de boiterie.

Les **hanches** ont pour base les angles externes et antérieurs du bassin; elles font pour ainsi dire partie de la croupe.

Beautés : hanches bien *sorties*, c'est-à-dire qui sont larges, saillantes, sèches et nettes.

Défectuosités : 1° hanches trop saillantes [cheval cornu], surtout si la saillie dépend d'une trop grande obliquité de l'os coxal, ou d'un amaigrissement des muscles;

2° Hanches *effacées*, *noyées*, *coulées*, lorsque la saillie est très peu apparente;

3° Cheval *épointé*, *éhanché*, lorsqu'une hanche est plus haute que l'autre; cette particularité est souvent due à une fracture de l'os du côté de la hanche coulée.

Tares : blessures indiquant un décubitus prolongé ou des mouvements désordonnés.

La **queue** est l'appendice flexible, garni de crins, ayant pour base les os coccygiens.

La queue est bien *attachée* lorsqu'elle émerge de la croupe très haut; la bonne attache dépend souvent de la direction de la croupe; elle est mal attachée lorsqu'elle émerge trop bas ou trop obliquement.

Elle est *bien portée* si elle se détache de la fesse et prend une direction horizontale, surtout dès que le cheval est mis en mouvement.

Elle est bien *musclée* si les muscles, à sa base, sont fermes, durs, résistant à l'effort que fait la main pour la relever.

Pendant que l'animal est en action, la queue doit être immobile et non soumise à des mouvements en divers sens.

Elle est dite en *trompe* lorsqu'elle se relève en s'incurvant par son extrémité libre.

Défectuosités : la queue est *mal attachée* lorsqu'elle est attachée trop bas et obliquement; elle est *mal détachée, mal portée*, lorsqu'elle ne relève pas assez, qu'elle est pendante ou collée contre les fesses.

Queue de rat : celle dépourvue en grande partie ou en totalité de ses crins.

La queue agitée convulsivement — le cheval *fouaille* — indique ordinairement une jument pisseuse, *chatouilleuse*.

Toilette de la queue : le cheval est à tous *crins* lorsque la queue est intacte ; *écourté* si on a enlevé quelques coccygiens ; *courte-queue* quand le tronçon est très court ainsi que les crins ; queue en *brosse*, tronçon court et les crins coupés courts sur les côtés et à l'extrémité ; en *catogan* lorsque le tronçon et les crins sont courts, à l'exception de deux mèches qui pendent de chaque côté ; en *balai* lorsque le tronçon est écourté et les crins de longueur inégale ; *niqueté* lorsque, par une opération chirurgicale, on a enlevé les muscles abaisseurs ; *anglaisé*, cheval niqueté et écourté ; *troussé* lorsque les crins sont tressés et relevés autour du tronçon.

Tares : blessures, fausse-queue.

La **cuisse** est la première portion du membre qui se détache du tronc ; elle a pour base le fémur entouré de muscles volumineux. La face interne porte le nom de *plat de la cuisse* ; le bord postérieur constitue la *fesse* ; la *pointe de la fesse* est formée par l'angle postérieur de l'*ischion*.

La face externe de la cuisse est légèrement arrondie ; vers le bord postérieur existe un sillon qui, trop prononcé, prend le nom de *raie de misère*.

Pour le cheval de vitesse, il faut rechercher la longueur et la grande inclinaison de la cuisse ; pour tous, il importe que les muscles soient bien développés, denses [cheval bien culoté ou gigoté].

Défectuosités : la cuisse maigre, plate ou de grenouille indique le manque de force.

Tares : traces de feu, de séton ou de vésicatoire.

Le **grasset** est cette partie irrégulièrement arrondie qui correspond à l'articulation du fémur avec le tibia et la rotule.

Le grasset doit être sec, net, et avoir une direction *légèrement* déviée en dehors.

Tares : hydarthroses, traces de feu ou de vésicatoire.

La **jambe** est située entre la cuisse et le jarret ; elle a pour base le tibia et le péroné.

Une grande longueur est favorable à la vitesse.

Beautés : jambe large, bien musclée et oblique de 65 à 70°.

Défectuosités : jambe grêle, courte ou peu musclée.

Le **jarret**, placé entre la jambe et le canon, correspond à l'articulation complexe des os du tarse.

On distingue : 1° une face antérieure ou pli ; 2° une face postérieure au haut de laquelle se trouve la pointe ; 3° la corde qui, partant de la pointe, remonte en s'épanouissant sur la face postérieure de la jambe ; 4° le creux situé entre la corde et la face postérieure du tibia ; 5° deux faces latérales, une externe et l'autre interne.

Le jarret est le siège de deux mouvements opposés : la flexion et l'extension.

Examen. Le jarret doit être examiné avant que l'animal ait été soumis au travail, c'est-à-dire à froid ; cet examen porte sur le cheval en station, au placer et sur le cheval pendant les allures du pas et du trot.

Au placer : l'animal étant disposé de façon à mettre la région en pleine lumière, l'examinateur se place successivement derrière, de côté et obliquement.

Beautés : le jarret est beau lorsqu'il est large, épais, sec, net, le creux bien évidé, la corde régulièrement dessinée ; la

direction de la région doit être parallèle à l'axe du corps ;
l'angle formé par la jambe sur le canon, dont la direction
doit toujours être verticale, est de 155 à 160° ; les mouvements
doivent être souples et étendus.

La largeur est une beauté absolue ; elle se mesure non
seulement de la pointe au pli, mais de la face postérieure
au pli.

Défectuosités : jarret *étranglé* lorsqu'il manque de largeur ;
étroit, *grêle* lorsqu'il manque d'épaisseur.

Ces deux défectuosités, indices de faiblesse, sont absolues.
Le jarret est *droit* lorsque l'angle est trop ouvert [favorable à
la vitesse] ; *coudé* lorsque l'angle est trop fermé [convient au
gros trait] ; le cheval est *clos du derrière* lorsque les pointes
du jarret sont rapprochées l'une de l'autre, *ouvert du derrière*
dans le cas contraire.

Le *jarret vu en mouvement* : la flexion et l'extension se produisent avec souplesse, dans une grande amplitude ; lorsque
le pied arrive à l'appui, le jarret doit rester fixe sans déviation en dedans et en dehors ; lorsque cette déviation se produit [jarret vacillant], l'effort perd de sa puissance.

Le *harper* ou l'*éparvin sec* est la flexion opérée par un mouvement brusque saccadé.

Le *jarret vacillant*, lorsque, au moment où le pied arrive
à l'appui, le jarret décrit un arc de cercle en dedans ou en
dehors : c'est une défectuosité absolue.

Tares : les tares sont distinguées en tares dures et en tares
molles.

Les tares dures sont :

1° L'*éparvin*, tumeur osseuse qui se développe à la face
interne et à la partie inférieure. L'éparvin *calleux* a pour
siège la tête du métatarsien interne ; l'éparvin de bœuf occupe
le niveau de la rangée inférieure des os tarsiens ;

2° La *courbe* a son siège à l'extrémité inférieure et du côté interne du tibia;

3° La *jarde* occupe la face externe et inférieure du jarret, vers le bord postérieur. Le jardon est une petite jarde.

Ces tumeurs tirent leur gravité de l'endroit exact où elles se développent, selon qu'elles gênent ou non les mouvements. Ainsi, il est des éparvins volumineux qui ne font pas boiter, tandis que d'autres, plus petits, rendent à tout jamais le cheval impropre au service.

Tares molles : à la peau, les traces de feu, de vésicatoire, les crevasses au pli [solandre],

Sous la peau : le *capelet*, tumeur qui se développe à la pointe du jarret.

Les *vessigons*, dont les principaux sont : *a*) ceux qui apparaissent soit dans le creux, près de la corde dont ils suivent la direction en faisant saillie en dedans ou en dehors, ou des deux côtés à la fois; *b*) vessigon articulaire. Le plus grave est une tumeur parfois volumineuse, située sur la limite de la face interne et de la face antérieure; il est formé par la synoviale de l'articulation du tibia avec l'astragale.

Le canon et les autres régions de la partie inférieure du membre. — Ces parties sont analogues aux régions correspondantes du membre antérieur, sauf quelques différences dans les dimensions.

Le *sabot* postérieur a une forme plus ovalaire, sa sole est plus creuse, la fourchette plus petite, la muraille moins oblique que dans les pieds antérieurs.

III.

DES APLOMBS.

En extérieur, on entend par *aplombs* la direction des membres — considérés dans leur ensemble ou dans chacun de leurs rayons — la plus favorable, de façon à répartir le poids du corps entre les colonnes osseuses et les cordes tendineuses des membres, de façon aussi à permettre aux différents rayons de se mouvoir dans un plan parallèle à l'axe du corps. Les bons aplombs rendent l'appui sûr, solide, les mouvements réguliers et la marche aisée; ils concourent à prolonger la durée de service en retardant la période d'usure. Ils sont dits *réguliers* quand les rayons des membres affectent la direction la plus favorable à leur fonction [pour les uns, c'est la direction verticale, pour les autres, c'est une obliquité déterminée] et se meuvent dans des plans à peu près parallèles au plan médian du corps; ils sont *irréguliers* dans les cas contraires.

Il ne suffit donc pas que les régions soient bien conformées, il importe aussi qu'elles aient une direction correcte. Pour déterminer celle-ci, différentes méthodes ont été employées.

L'une d'elles, la plus ancienne, et celle qui est la plus généralement adoptée, consiste à tracer un certain nombre de lignes verticales fictives. A cet effet, on *place* le cheval en station forcée et on le considère successivement dans les positions suivantes :

A. **Pour les membres antérieurs.** — *Vus de profil* : une verticale abaissée de la pointe de l'épaule rencontre le sol à quelques centimètres en avant du pied. Si cette distance est trop grande, c'est que les membres sont dirigés trop en arrière, le cheval est *sous lui* du devant. C'est un vice d'aplombs qui surcharge l'avant-main : il est défavorable à la vitesse, à la sûreté des mouvements, il expose l'animal à butter et à forger.

Lorsque la verticale rencontre la pince du pied, c'est que celui-ci est dirigé trop en avant : l'animal est *campé du devant*. Ce défaut est plus rare et généralement plus grave que le précédent, car on l'observe surtout dans le cas de souffrance dans les pieds antérieurs.

2° Une verticale abaissée du tiers postérieur de la partie supérieure et externe de l'avant-bras doit partager également le genou, le boulet, et tomber à 4 ou 5 centimètres en arrière des talons. Le cheval *arqué* ou brassicourt [congénital] est celui dont le genou est dévié en avant. L'arqure est l'indice d'usure : chez beaucoup de chevaux brassicourts, la défectuosité disparaît pendant l'action et ne gêne en rien celle-ci.

Si la verticale tombe près des talons ou touche ceux-ci, le cheval est *droit jointé* ; il est *bouleté* si l'articulation du boulet est portée en avant de façon à former le sommet d'un angle ouvert en arrière. Cette dernière disposition indique les effets d'une maladie de tendons ou d'une usure avancée. Le cheval *droit* sur ses boulets a les réactions dures, sèches, ce qui expose les os à des contusions douloureuses.

La verticale tombant à une distance trop grande des talons, le cheval est *bas jointé, assis sur ses boulets*, conformation qui donne plus de souplesse aux réactions, mais reporte une plus grande partie du poids du corps sur les tendons et expose ceux-ci à des tiraillements.

Vus de face : 1° une verticale abaissée de la pointe de l'épaule doit partager le membre en deux parties égales. Le cheval est *clos* ou *serré* du devant si les membres sont rapprochés l'un de l'autre et déviés en dedans ; l'animal est exposé à se toucher, à se couper. Il est ouvert du devant si les verticales, tombant en dedans, indiquent que les membres sont déviés en dehors. Ce vice d'aplomb peut nuire à la rectitude des mouvements.

2° Une verticale abaissée du milieu de la face antérieure de l'avant bras, au point où celui-ci est le plus étroit, partage le genou, le canon, le boulet et le pied en deux parties égales. Le genou de *bœuf* est porté en dedans, le genou *cambré* en dehors. Dans l'un et l'autre cas, il y a répartition inégale du choc sur les surfaces articulaires et l'extrémité inférieure du membre a une direction *vicieuse* en dehors ou en dedans.

Le cheval *panard* a la face antérieure du sabot dirigée en dehors; chez le cheval *cagneux* elle est dirigée en dedans. Ces deux déviations peuvent n'atteindre que les sabots: elles peuvent aussi, ce qui est plus grave, comprendre les autres rayons du membre. En tout cas, elles occasionnent une inégale répartition du poids du corps sur le pied et exposent les chevaux à se couper.

B. **Pour les membres postérieurs.** — *Vus de profil :* une ligne verticale abaissée de la pointe de la fesse doit rencontrer la pointe du jarret, longer la face postérieure du canon et du boulet et toucher le sol à quelques centimètres en arrière des talons.

Le cheval est *sous lui* ou il est *campé* du derrière, suivant que les membres sont dirigés en avant, sous le corps, ou dirigés en arrière. Chez le cheval sous lui du derrière, la détente des membres produit son effet vers le haut, au détriment de l'impulsion en avant. C'est donc là un grand défaut pour l'animal de vitesse, mais infiniment moindre pour celui dont la destination est de tirer de lourds fardeaux au pas.

Si l'angle du jarret est trop fermé [jarret *coudé*], surtout si cette disposition est due à l'obliquité du canon, l'arrière-main n'offre pas autant de force, de résistance, et se tare facilement.

Le *campé* du derrière est un vice d'aplomb très rare; il a l'inconvénient de fatiguer les reins.

Le cheval peut aussi être court, droit ou long et bas jointé, comme dans ses membres antérieurs.

Vus de derrière : le cheval peut être *ouvert* ou *serré, clos* du derrière, selon que les membres sont trop rapprochés ou trop écartés l'un de l'autre. Le cheval *ouvert* berce de l'arrière-main, ce qui est défavorable à l'intensité de l'impulsion et à la régularité des réactions; *serré* ou *clos*, l'animal est exposé à se toucher; cette défectuosité peut s'étendre jusqu'à la croupe qui, alors, est étroite.

Le cheval peut aussi être *panard* ou *cagneux* du derrière. La déviation est surtout grave lorsqu'elle part des jarrets, qui sont très rapprochés [cheval crochu] chez le panard et écartés [ouvert du derrière] chez le *cagneux*.

Ces deux déviations sont indiquées par une ligne verticale abaissée de la pointe de la fesse, laquelle doit partager la pointe du jarret et la partie inférieure du membre en deux parties égales.

THÉORIE DE LA SIMILITUDE DES ANGLES.

L'auteur de cette théorie, le général Morris, prétend que, chez tous les chevaux bien conformés, les mêmes angles articulaires doivent avoir une ouverture constante, et les rayons osseux qui sont inclinés dans le même sens être parallèles entre eux et former avec l'horizon un angle de 45°, de façon à faire avec les rayons osseux dirigés en sens opposé des angles droits par l'intersection de leur prolongement.

Cette théorie, qui a séduit par sa simplicité, n'est pas toujours applicable; elle n'est pas non plus l'expression des meilleures conditions mécaniques.

D'abord l'ouverture des angles articulaires n'est pas la même chez le cheval de vitesse que chez le cheval à allures lentes : le jarret est très ouvert chez le cheval de course, il est plus fermé chez le cheval de gros trait. Pour que la théorie de la similitude des angles fût vraie, il faudrait qu'à une épaule oblique correspondit une croupe oblique et qu'à une épaule droite correspondit une croupe horizontale. Tout ce qui, à ce point de vue, pourrait être établi en principe, c'est que, pour les chevaux destinés à un même service, les mêmes angles articulaires doivent être similaires et les rayons osseux avoir la même direction.

IV.

DES PROPORTIONS.

On entend par *proportions* les rapports que les diverses parties du corps offrent entre elles et avec l'ensemble, de façon à former un tout harmonieux le mieux disposé à l'effet de donner le maximum de *travail utile*.

Ces rapports doivent exister non seulement pour la longueur, la largeur, l'épaisseur des parties du corps, mais aussi pour les appareils, pour les systèmes organiques, ce qui constitue les *tempéraments*.

La beauté *vraie* d'un cheval consiste essentiellement dans l'appropriation des appareils aux fonctions, et l'harmonie n'est réelle que pour autant qu'il y ait équilibre entre les différents appareils.

Les proportions sont, avant tout, relatives au genre de service auquel on destine le cheval : elles ne peuvent être les mêmes pour le cheval de *trait*, pour le cheval de *selle*, pour les allures lentes ou pour les allures rapides.

Il n'est possible de les bien déterminer que par la connaissance du rôle mécanique de chaque partie ou appareil.

Bourgelat, appréciant la haute importance de ces rapports au point de vue des dimensions seulement, a voulu les établir sur des données mathématiques, en prenant la tête pour *unité* de mesure, et, la subdivisant en fractions minimes, il a dit, en principe : Telle région doit mesurer une tête trois quarts, telle autre une tête et demie, etc. Ce système, bon en soi, pour autant qu'on ne le considère que comme guide et non comme une vérité absolue, ne peut, en tout cas, jamais être appliqué à des chevaux destinés à des services différents. Ainsi : l'encolure, l'épaule du cheval de selle ne peuvent avoir les mêmes proportions que l'encolure et l'épaule du cheval de gros trait.

Bourgelat a eu de nombreux imitateurs aux systèmes desquels s'adresse la même observation ; puis, le général Morris a fait connaître sa théorie de la similitude des angles. Celle-ci, de même que dans la détermination des aplombs, donne des indications dont on peut faire profit, mais il n'est pas possible de leur donner la valeur d'une règle.

La beauté réside, non dans le développement d'une ou de quelques régions, mais dans l'harmonie de toutes. Quelle serait l'utilité d'une belle conformation dans un point donné si les points voisins laissaient à désirer ? Il ne faut donc pas s'enthousiasmer d'un cheval uniquement parce qu'il a une belle épaule, un beau jarret.... Ces régions, quoique très importantes, ne remplissent pas efficacement leur rôle si elles sont en rapport avec des parties voisines défectueuses.

Lorsque l'harmonie existe à tous les points de vue, on dit que le cheval est bien proportionné, qu'il a de belles lignes, qu'il a de l'ensemble ou qu'il a de belles proportions. Dans le cas contraire, il manque de lignes, il manque d'ensemble ou il est décousu.

Dans les proportions sont donc compris les rapports entre les os, la chair et le système nerveux, c'est-à-dire le degré de sang et les tempéraments.

Les principales règles relatives au cheval de selle peuvent être ramenées à :

A. L'avant-main et l'arrière-main doivent avoir à peu près la même hauteur; il est préférable que le sommet du garrot soit de quelques centimètres plus élevé que la croupe.

Le cheval bas du devant est pesant à la main, butte, s'enlève lourdement, et la charge du cavalier a une tendance à se reporter en avant;

B. La hauteur, prise du sommet du garrot au sol [la taille], doit être égale à la longueur du corps mesurée de la pointe de la fesse à la pointe de l'épaule.

La prédominance de la longueur — cheval long — est favorable à la vitesse si, en même temps, la musculature est puissante, sinon elle est défavorable à la solidité. Trop court, l'animal a les membres rapprochés; ceux-ci se meuvent dans un champ plus restreint, ils sont exposés à s'entre-toucher.

Lorsque les membres ont trop de longueur, le cheval est *haut sur jambes, haut perché;* il est *freêle* si en même temps le tronc manque d'ampleur; lorsque les membres sont trop courts, le cheval est *trapu, près de terre.* La hauteur de la poitrine, comparée à celle de la taille, doit être dans la proportion de 1 : 2,4.

Le cheval haut sur jambes manque ordinairement de poitrine et de ventre, l'animal a peu de fond ou s'il y a réellement excès de longueur des membres, ceux-ci ne se meuvent pas toujours avec précision, justesse, ils se touchent, s'entre-croisent. L'animal trapu offre généralement un grand développement de poitrine, une épaule longue, de l'ampleur dans les mouvements et du fond. Il importe donc de ne pas confondre un cheval près de terre avec un petit cheval;

C. L'ampleur, c'est-à-dire le diamètre transversal du corps, moins prononcée chez le cheval de grande vitesse, doit l'être davantage chez le cheval d'arme. Lorsqu'elle est très prononcée, on dit que l'animal a du gros, qu'il est *étoffé;* lorsqu'elle fait défaut, le cheval est *étriqué*, conformation défectueuse ne convenant pour aucun service.

TEMPÉRAMENTS.

Par tempérament, on entend le rapport qui existe entre les grands appareils organiques, rapport de nature à donner une physionomie spéciale à l'individu. Ainsi, l'on a classé les tempéraments en sanguin, en nerveux, en lymphatique, selon la prédominance du système sanguin, nerveux ou lymphatique.

Lorsque les caractères sont bien dessinés, ils forment des types faciles à reconnaître. Mais, la plupart du temps, il y a mélange d'un tempérament avec un autre, une association du nerveux avec le sanguin, du sanguin avec le lymphatique, etc.

Cette classification peut, sans inconvénient, être remplacée par le simple rapport de l'ensemble avec le système nerveux, par ce que l'on appelle : le degré de sang.

Rapports de l'ensemble avec le système nerveux : du degré de sang. — La *statique* peut se contenter de bonnes proportions anatomiques ; celles-ci sont insuffisantes dès qu'il s'agit de porter un jugement sur l'animal en action. En effet, un cheval peut être très beau au repos et n'être que fort médiocre au travail. Le sang constitue une beauté absolue de laquelle dérivent la vigueur, l'énergie et la résistance. L'animal le mieux conformé, irréprochable au point de vue de l'anatomie, peut être un cheval médiocre dès qu'on lui demande de l'action, du travail. Il ne suffit pas que les rouages soient bien proportionnés, bien agencés ; il importe aussi et surtout que la force motrice soit suffisante, qu'elle

soit toujours en éveil, apte à répondre avec précision et
mesure à la plus légère excitation. Or, cette faculté excita-
trice latente prend sa source dans le système nerveux ; elle
est indépendante des formes générales, néanmoins elle se
trahit à l'extérieur par des caractères particuliers.

L'expression « avoir du *sang* » signifie que l'animal a son
système nerveux bien développé [intelligence et sensibilité]
présidant au fonctionnement d'appareils avec lesquels il se
trouve en harmonie de développement de façon que l'équilibre parfait existe : c'est l'opposé du cheval *commun*. L'expression de « *pur sang* » est synonyme de pureté de race.
Cette faculté se développe et se perfectionne par la nourriture
et l'entraînement.

Le cheval de sang a de la vigueur, de l'énergie, de la puissance et du fond, mais il réclame des soins particuliers et des
cavaliers accomplis : il est sensible, excitable, souvent même
irritable, il est difficile à conduire, se plie mal aux exigences
du service militaire. Cependant, il est précieux comme monture d'officier chargé d'une mission à longue distance.

Le cheval de sang se reconnaît aux formes sveltes, à la
finesse de la peau et aux nombreux vaisseaux qui la sillonnent,
aux muscles fermes bien dessinés, aux saillies osseuses bien
accusées ; la tête est légère, carrée, les yeux expressifs, les
naseaux larges, les lèvres minces, l'encolure longue, droite,
la poitrine haute, profonde, le garrot élevé, la croupe horizontale, le tendon sec et bien détaché, le pied petit. Les mouvements sont vifs, énergiques, parfois impétueux.

Le degré de sang peut s'allier, en de bonnes proportions,
avec la *masse*, et constituer un ensemble parfaitement équi-
libré. Mais, si le *sang* l'emporte sur le *gros*, si l'animal est
trop sensible, trop impressionnable, ou même irritable — trop
de *sang*, — il est d'un maniement difficile, il est impatient.

s'agite, bondit, se traverse, il fatigue le cavalier et s'use prématurément. Ces chevaux se reconnaissent aux formes sèches, anguleuses, au ventre levretté, à l'œil ardent, à la turbulence des mouvements.

Lorsque le *gros* domine, qu'il y a manque de sang — le *cheval tableau*, le *beau voleur*, — les formes sont régulières, parfois très belles, souvent empâtées ou du moins arrondies; les muscles sont flasques, la peau épaisse, l'œil calme, le tendon gros sans fermeté, les mouvements lents, sans énergie; c'est là un ensemble qui appartient d'ordinaire au cheval lymphatique et dont on ne peut juger du degré de valeur ou de défectuosité que par un essai sérieux.

En tout état de choses, mieux vaut un cheval très laid au point de vue de la conformation, mais ayant du *sang*, qu'un de ces chevaux que, non sans raison, on qualifie de beau voleur.

V.

LA STATIQUE.

La statique s'occupe des conditions d'équilibre, le cheval étant au repos.

Chez l'animal vivant, on ne reconnaît que deux sortes d'équilibre : le *stable* et l'*instable*.

Comme tout corps à l'appui, l'animal a une base de sustentation circonscrite par les lignes droites qui réunissent les points par lesquels il pose sur le sol. L'équilibre est d'autant plus stable que la ligne de gravitation, c'est-à-dire la perpendiculaire passant par le centre de gravité, tombe sur une base de sustentation plus grande.

Dans les corps inanimés, le centre de gravité est fixe : il n'en est pas de même chez les êtres vivants. Chez ceux-ci, en effet, la densité relative des parties constitutives du corps varie d'un instant à l'autre, soit par l'introduction de l'air dans les poumons, soit par l'ingestion d'aliments dans l'estomac, soit surtout dans de larges limites par les déplacements variés et nombreux du balancier cervical et de la tête, soit enfin par les changements de position du cavalier. Il est donc pour ainsi dire impossible d'assigner au centre de gravité un siège exact. Cependant, lorsque le cheval est au repos, les quatre membres soumis à un appui égal, l'encolure dans une inclinaison de 45°, on l'établit approximativement vers la partie postérieure du tiers moyen de la poitrine, ou, en d'autres termes, à l'intersection de deux lignes

dont l'une verticale tombant un peu en arrière du sternum,
et l'autre horizontale séparant le tiers moyen du tiers inférieur de la poitrine.

La ligne de gravitation passerait ainsi derrière le garrot,
descendrait environ à 15 centimètres derrière le coude et
tomberait sur la base de sustentation à la limite du tiers
antérieur et du tiers moyen.

Les membres antérieurs, relativement aux postérieurs,
sont plus engagés sous le corps : ils supportent une plus forte
partie du poids de la masse, excédent qui s'accroît dans des
proportions considérables lorsque l'encolure et la tête se
portent en avant et en bas, ou lorsque le cavalier porte le
corps en avant.

L'influence des oscillations du centre de gravité est d'autant
plus sensible que la base de sustentation est plus petite.
Lorsque la ligne de gravitation tombe en dehors de la base,
l'équilibre devient instable, et il ne peut être soutenu que par
des efforts musculaires qui amènent rapidement la fatigue.
Aussi, l'animal cherche-t-il à prévenir la chute par de fréquents changements de membres à l'appui. De cette instabilité d'équilibre résulte une succession plus rapide dans les
mouvements des membres agissant comme agents de progression et comme colonnes de soutien : d'où l'on peut dire
que l'équilibre instable est favorable à la vitesse.

DES ATTITUDES.

Les attitudes sont les diverses positions que prennent les
animaux au repos, soit debout, soit couchés. De là pour le
cheval deux attitudes différentes, la station et le décubitus.

La **station** est l'attitude du cheval debout : on en distingue
différentes variétés :

1° La **station libre** est celle du cheval abandonné à lui-
même. Ordinairement, dans ce cas, trois membres sont à
l'appui franc, et le quatrième, qui est presque toujours un
postérieur, est porté un peu en avant, à demi fléchi et repo-
sant sur la pince. Au bout d'un certain temps, ce membre se
redresse, prend un appui actif, et c'est son congénère qui, à
son tour, se fléchit et se met au repos. Le cheval peut conserver cette attitude pendant une durée indéfinie et s'abandonner au sommeil. Ce n'est qu'exceptionnellement, lorsqu'il
y a fatigue ou douleur, que les membres antérieurs se portent
tour à tour en avant[le cheval montre le chemin de S-Jacques,
il pointe]. Parfois aussi l'appui a lieu sur un bipède diagonal ;
toutefois, si celui-ci était le siège d'une douleur, il serait porté
en avant, à une demi-flexion, ou même à une flexion suffisante pour éviter l'appui.

Dans la station libre la base de sustentation se rapproche
de la forme triangulaire;

2° La **station forcée** est caractérisée par la direction
verticale des quatre membres, par la répartition égale du
poids du corps sur les membres d'un même bipède. La base
de sustentation est un rectangle.

La station forcée est fatigante, les chevaux ne peuvent la
conserver longtemps et parfois ils ne se décident que bien
difficilement à la prendre, surtout lorsque les membres ne
jouissent pas de toute leur intégrité fonctionnelle;

3° Le **placer** est la position dans laquelle les membres
suivent exactement les lignes d'aplomb, la tête et l'encolure
sont relevées;

4° Le **rassembler** est une attitude caractérisée par le
rapprochement des membres, dont les angles articulaires se
ferment légèrement; la tête est ramenée en arrière de la

verticale. La base de sustentation est diminuée et l'équilibre
est instable. Cette station est très fatigante ; aussi n'est-elle
ordinairement que le prélude voulu à des mouvements ;

5° Le **camper** est l'opposé du rassembler : les membres
antérieurs sont allongés en avant, les postérieurs en arrière ;
la colonne vertébrale se creuse légèrement à la région dorso-
lombaire. La base de sustentation est longue et étroite. Cette
attitude est fatigante ; les marchands de chevaux et les
propriétaires-amateurs en abusent considérablement dans la
montre et aussi au moment de se mettre en selle.

Le **décubitus** ou le *coucher* est l'attitude du cheval
couché : il se fait de deux façons :

1° Le décubitus *sterno-costal* est celui dans lequel l'animal
repose sur le sternum et sur l'abdomen, en inclinant le corps
d'un côté, tandis que les membres sont fléchis et ramenés sous
et contre le corps du côté opposé ; l'encolure, fléchie de côté,
ramène la tête en arrière. C'est le décubitus le plus fréquent ;

2° Le *décubitus latéral* est celui dans lequel le cheval est
couché à plat sur un côté ; les membres et l'encolure sont
étendus.

Il est des chevaux qui se couchent *en vache*, c'est-à-dire qui
reposent sur la face inférieure du tronc, les pieds ramenés
sous le corps. C'est un décubitus défectueux.

Lorsque le cheval veut se coucher, il se rassemble fortement ; après quelques piétinements, la base de sustentation
se trouve réduite à ses plus petites dimensions ; alors il fléchit
fortement les membres, rapproche insensiblement le tronc
du sol et enfin se laisse choir sur le côté.

Pour se relever, il commence par porter la tête en haut et
en arrière, dégage ensuite les membres antérieurs qu'il étend
en avant, et, par un effort, il soulève l'avant-main, puis
l'arrière-main.

VI.

LA DYNAMIQUE.

———

DES MOUVEMENTS SUR PLACE.

Le **cabrer** est un mouvement dans lequel l'avant-main se soulève jusqu'à ce que le corps soit dressé et se maintienne sur les membres postérieurs, dans une direction à peu près verticale. Cette position, excessivement fatigante, ne peut être conservée que pendant un très court espace de temps; car la base de sustentation n'est représentée que par l'appui des deux pieds postérieurs et la ligne de gravitation tombe en dehors.

Le cabrer s'exécute de la manière suivante : le cheval se rassemble rapidement, puis le balancier cervical se rejette en haut et en arrière; en même temps l'avant-main se soulève brusquement par la détente énergique des membres antérieurs. Ce mouvement est continué par l'action des muscles du dos et de la croupe, jusqu'à ce que le tronc et l'avant-main, en basculant de bas en haut, se soient dressés.

Le **ruer** est l'acte par lequel le cheval soulève brusquement l'arrière-main et détend énergiquement les membres postérieurs en arrière.

Pour ruer, le cheval baisse la tête et l'encolure, raidit les membres antérieurs et la colonne vertébrale, soulève l'arrière-main; en même temps, par une brusque détente, il lance les membres postérieurs en arrière.

Le **saut** n'est pas, à proprement parler, un mouvement sur place; c'est plutôt un mouvement progressif associé aux allures vives, dans lequel l'animal s'enlève du sol, se projette en haut et en avant ou en bas et en avant, et quelquefois de côté. Les membres agissent par paire ou les quatre agissent simultanément.

Dans le saut, l'effort produit équivaut à deux fois plus une fraction le poids du corps, et cette fraction croît en raison de l'énergie développée. De cet effort, la moitié seulement a un effet utile.

Le saut est un mouvement qui exige un grand déploiement de force; il est sage de ne pas en abuser. On en distingue différentes variétés :

1° *Le saut en hauteur ou saut de barrière, ou le saut de bas en haut*, est celui dans lequel le corps s'enlève à une plus ou moins grande hauteur, tout en se portant en avant.

Mécanisme. le cheval se rassemble plus ou moins fortement en raison de la hauteur de l'obstacle à franchir; il fléchit les membres, engage les postérieurs sous le corps, relève brusquement la tête, soulève l'avant-main par une brusque détente des membres antérieurs. Ce mouvement est immédiatement suivi d'une détente des membres postérieurs, dont l'effet est de lancer le corps en haut et en avant.

Dès que l'obstacle est franchi, les membres antérieurs se redressent en avant pour recevoir le choc et, aussitôt celui-ci produit, les pieds se dégagent par un relèvement de l'avant-main, pour faire place aux pieds de derrière. Chez les chevaux lourds du devant, soit parce qu'ils ont l'encolure courte, le garrot bas ou l'avant-main surchargée, le relèvement de l'avant-main ne se fait ni assez rapidement ni assez énergiquement, les pieds postérieurs viennent frapper les membres antérieurs, ou bien, en vertu de la vitesse acquise, le cheval est entraîné, et fait le *panache*, surtout si le cavalier ne vient en aide à sa monture.

Le mécanisme du saut n'est pas toujours identique. Certains chevaux s'enlèvent en rassemblant les membres sous le corps pour retomber à l'appui par les pieds postérieurs d'abord : c'est le *jump* des Anglais.

Lorsque le cheval, se trouvant sur un point plus élevé, va sauter *de haut en bas*, il rassemble rapidement les membres postérieurs sous le corps, lesquels poussent le corps en avant, au moment où les pieds antérieurs se détachent du sol. Le choc est reçu par les membres de devant, qui se détendent au moment de l'appui afin de pousser le corps en avant et de faire place aux pieds de derrière.

Le cheval *en liberté* franchit des obstacles d'une hauteur allant jusqu'à 2 mètres et plus. Mais le poids du cavalier, le poids de la charge et l'action de la bride influent considérablement en paralysant les moyens. Montés, les sauteurs de $1^m,20$ sont rares, ceux de $1^m,30$ à $1^m,50$ sont des exceptions. Le cheval qui, sans effort exagéré, franchit des obstacles de 1 mètre est recommandable ;

2° *Le saut en longueur ou saut de fossé* s'exécute plus près de terre.

Mécanisme : le cheval étend la tête sur l'encolure, allonge et raidit celle-ci en la relevant légèrement et engage fortement les membres postérieurs sous le corps. Puis l'avant-main se soulève à une faible hauteur, et aussitôt la détente énergique des membres postérieurs pousse le corps en avant. Celui-ci retombe sur le sol par les pieds antérieurs immédiatement suivis par les postérieurs.

La longueur du saut est très variable : elle est de 4, 5, 6 et même de 7 mètres ; elle est favorisée par la vitesse acquise des allures vives. Tandis que pour le saut en hauteur, l'ani-

mal l'exécute plus facilement de pied ferme ou en prenant
un petit galop ;

3° *Le saut du mouton* est caractérisé par un mouvement de
bascule dans lequel l'avant-main et l'arrière-main s'enlèvent
et retombent alternativement ; la tête est portée vers le bas,
encapuchonnée, le dos est raidi ou voussé.

Le saut de côté. Le cheval se rassemble, relève la tête,
rapproche davantage les membres en les fléchissant, puis,
par une brusque détente, il s'enlève du sol des quatre pieds
à la fois et se jette de côté.

DES ALLURES.

Sous la dénomination d'*allures*, on comprend les divers
modes de locomotion ou de translation.

L'appareil locomoteur est composé de leviers osseux action-
nés par les muscles, dont la contraction est provoquée par la
volonté ; celle-ci émane du cerveau et est transmise à toutes
les parties du corps par les nerfs.

Les membres, dont les rayons sont inclinés et mobiles les
uns sur les autres, représentent des colonnes brisées qui, en
se redressant, tendent à écarter chacune de leurs extrémités :
d'une part le sol sur lequel l'extrémité inférieure s'appuie
et d'autre part le tronc avec lequel l'extrémité supérieure
s'articule. Or, comme le sol est résistant, *fixe*, c'est le corps
qui se déplace en suivant la résultante des forces qui le
sollicitent.

La locomotion résulte ainsi des mouvements successifs des
membres, opérant tout à tour, un par un, ou deux par deux,
ou alternativement par un et par deux, selon le genre d'allure.

Les allures ont presque toujours été distinguées en *naturelles*
et en *acquises*. Les premières, comprenant le *pas*, le *trot*, le

galop, seraient marchées d'instinct, et l'animal en posséderait le mécanisme en naissant. Les autres, telles que le *pas relevé*, l'*amble*, le *galop de course*, seraient le résultat d'un apprentissage. Cette classification est sans utilité; elle est, du reste, contestable, car il existe des chevaux qui marchent d'instinct et dès leur naissance des allures soi-disant acquises.

La classification en allures *bonnes* et en allures *défectueuses* n'est pas plus justifiée. En effet, les allures que l'on classe parmi les défectueuses, telles que l'amble, le pas relevé, peuvent être très bonnes, recherchées même, pour certains services. Certes, il existe des allures défectueuses ou plutôt des défectuosités dans les allures résultant de conformation vicieuse ou d'usure, mais elles ne rentrent pas dans la catégorie de celles dont nous venons de parler.

Ce qui précède est parfaitement applicable à la distinction portant sur les allures régulières et les allures irrégulières.

Il est préférable de n'établir aucune classification, ou, tout au moins, de s'en tenir aux distinctions de : 1° *allures marchées*, celles pendant lesquelles le corps n'est jamais enlevé, puisqu'il reste soutenu par un ou par plusieurs pieds; 2° *allures sautées*, celles dans l'exécution desquelles le corps reste, pendant un court instant, suspendu sans appui [trot, galop].

Nous ne parlerons pas des airs de manège, qui sont des mouvements spéciaux, des variétés d'allures développées par le dressage.

Expressions usitées. — Il importe de s'entendre sur la valeur des expressions les plus généralement usitées dans le langage hippique; ainsi on appelle :

Battue : le bruit que produisent les pieds en touchant le sol;

Foulée : l'empreinte produite sur le sol par la pression du pied ;

Piste : la trace continue d'une succession de foulées ;

Réactions : les secousses que ressent le cavalier au moment de l'appui ;

Allure diagonale : celle dans laquelle les membres se meuvent associés par bipède diagonal [le trot] ;

Allure latérale : dans laquelle les membres se meuvent associés par bipède latéral [l'amble] ;

Allures belles : celles qui plaisent par l'élégance, l'énergie, la régularité des mouvements ;

Allures fortes : celles qui ont une grande vitesse, expression synonyme de « grandes allures » ;

Allures petites : celles dont le pas est raccourci ;

Allures relevées : celles dans lesquelles les membres lèvent fortement sans entamer beaucoup de terrain ;

Allures basses : près de terre, lorsque les membres lèvent peu, qu'ils rasent le tapis ;

Allures dures : lorsque les réactions sont fortes, fatigantes pour le cavalier ;

Allures douces : réactions peu prononcées ;

Allures brides : lorsqu'elles s'effectuent par une action énergique, vigoureuse, étendue et cadencée ;

Allures régulières : si les membres se meuvent régulièrement et dans l'ordre déterminé ;

Allures défectueuses ou irrégulières : celles dans lesquelles le rhythme des mouvements n'est pas observé, les battues étant d'inégale intensité ;

Allures réglées : celles dont les mouvements sont uniformes en étendue et en vitesse.

Jeu des membres. Dans les mouvements des membres, on reconnaît deux périodes : l'appui et le soutien.

L'appui comprend le poser et l'appui proprement dit ; le soutien comprend le lever et le soutien proprement dit.

Dans l'appui on pourrait aussi distinguer le commencement, le milieu et la fin de l'appui ; dans le soutien le lever, le milieu du soutien et le poser.

Pas complet. Le pas est complet lorsque chacun des quatre membres a exécuté les différents temps de l'appui et du soutien.

La longueur du pas se mesure par la distance comprise entre deux foulées successives d'un même pied.

Le **pas** est une allure marchée, lente, dans laquelle les membres se meuvent et se posent isolément, par succession diagonale, en faisant entendre quatre battues à peu près également espacées.

Mécanisme. En supposant le pas initial entamé par le membre antérieur droit, dès que celui-ci est au soutien, le postérieur gauche se lève, puis l'antérieur gauche, et enfin le postérieur droit, pour continuer, dans le second pas, par le pied antérieur droit.

C'est lorsqu'un membre est au milieu du soutien que se lève celui qui doit le suivre dans la succession des mouvements.

Dans chaque bipède antérieur ou postérieur, quand un pied est au soutien, l'autre est à l'appui. Il y a donc constamment deux membres à l'appui, sauf dans le premier temps du pas initial pendant lequel il y en a trois. Dans le tirage de lourdes charges, alors que l'animal déploie d'énergiques efforts, ou en descendant un plan fortement incliné, il y a presque toujours aussi trois membres à l'appui.

Dans les conditions ordinaires, la base de sustentation est donc représentée par un bipède alternativement diagonal et latéral. Exceptionnellement, quand il y a trois pieds à l'appui, la base est représentée par un triangle.

On peut établir trois variétés de pas :

1° Le pas ordinaire, qui ne laisse que deux foulées, le pied postérieur venant couvrir l'empreinte laissée par le pied antérieur ;

2° Le pas lent, raccourci ou ralenti, offrant quatre foulées, celles des pieds postérieurs sont en arrière des foulées antérieures ;

3° Le pas allongé, à quatre foulées, les postérieurs en avant des antérieurs.

La longueur du pas varie d'un cheval à un autre cheval ; elle varie aussi chez un même sujet selon la volonté du cavalier. Elle peut être évaluée à une fois et demie la longueur de la base de sustentation, soit environ 1^m,80 pour le cheval d'une taille de 1^m,58.

La vitesse n'est pas constante ; les règlements de la cavalerie belge la portent à 110 mètres par minute.

Beautés du pas. Le pas est l'allure dont les mouvements peuvent être le mieux analysés ; c'est celle qu'il importe le plus d'avoir franche et réglée. Le cheval marche bien le pas quand le terrain est entamé franchement : le pied pose par toute sa face plantaire, avec sûreté, sans hésitation, sans butter ni glisser [le cheval prend bien le pavé] ; les membres se meuvent avec aisance dans un plan parallèle à celui de l'axe du corps ; les battues sont franches, de même intensité, et se succèdent comme suit : 1 — 2 — — 3 — 4 — — 1 — 2 — [entre la deuxième et la troisième battue, l'intervalle est un peu plus long] ; les foulées des pieds postérieurs couvrent celles des antérieurs, ou, ce qui est mieux, sont disposées en avant de celles-ci ; le tronc exécute son mouvement de translation dans un plan rectiligne sans déviation ni oscillation ou bercement d'un côté à l'autre.

Lorsque le cheval gravit une côte ou lorsqu'il *tire* une lourde charge, l'appui du pied commence par la pince.

Le **reculer** est la marche en arrière dans laquelle les membres se meuvent isolément, par succession diagonale comme dans le pas, avec cette différence que le terrain est entamé par un membre postérieur.

Mécanisme : pour reculer, le cheval relève la tête et l'encolure qu'il porte légèrement en arrière ; il dégage ensuite un pied postérieur, le droit, par exemple, et le porte en arrière ; le mouvement est continué par le lever du membre antérieur gauche, puis par celui du postérieur gauche, et enfin par celui de l'antérieur droit.

La base de sustentation est alternativement un bipède diagonal et un bipède latéral ; il y a quatre battues et quatre foulées.

Le reculer est un mouvement fatigant auquel on peut donner plus ou moins de vitesse, surtout chez les chevaux énergiques, ayant la ligne dorso-lombaire bien constituée et bien musclée.

Le **pas relevé** est une allure que l'homme est parvenu à rendre héréditaire dans certaines contrées, notamment en Normandie, pour la race dite : bidets d'allure ou postiers normands.

Mécanisme : le pas relevé s'exécute comme le pas ordinaire en quatre temps à peu près égaux, faisant entendre quatre battues, mais précipitées, et légèrement rapprochées deux à deux ; il y a toujours deux pieds à l'appui alternativement par bipède diagonal et latéral.

Dans la piste, la foulée du pied postérieur est en arrière de celle du pied antérieur : c'est donc la disposition du pas raccourci.

Le pas relevé est une allure à réactions très douces : les membres rasent le tapis. La précipitation des mouvements lui donne une vitesse soutenue équivalente à celle du petit trot.

Le **trot** est une allure naturelle, sautée, qui s'exécute en deux temps séparés par un intervalle pendant lequel le corps est suspendu, faisant entendre deux battues, et dans laquelle les membres se meuvent simultanément par bipède diagonal.

On peut établir trois variétés de trot :

1° Le *petit trot*, ou trot raccourci, s'effectue lentement, laissant quatre foulées, parce que celles des pieds postérieurs sont en arrière de celles des antérieurs : le temps de suspension est très court ;

2° Le *trot ordinaire*, dans lequel les foulées postérieures couvrent les antérieures : après l'appui de chaque bipède, le corps reste momentanément suspendu ;

3° Dans le *trot allongé*, les foulées postérieures sont en avant des antérieures et la période de suspension est plus longue.

Dans le *flying-trot* des Anglais, ou trot de course, le pas est plus allongé, la période de suspension beaucoup plus longue et les foulées postérieures dépassent de beaucoup les antérieures.

Mécanisme : le cheval partant au trot de pied ferme, ou passant du pas au trot, détend *simultanément* les deux membres d'un bipède diagonal ; grâce à cette détente, le corps est soulevé et poussé en avant : il retombe sur l'autre bipède diagonal qui, à son tour, chasse le corps. Entre le moment où le corps est lancé et celui où il revient à l'appui, il se passe un temps plus ou moins long pendant lequel il reste en l'air.

Dans le trot, la longueur du pas est excessivement variable. Elle est relative à l'amplitude des oscillations des membres et à la plus ou moins longue durée de la période de suspension. Pour un cheval de 1ᵐ,56, dont la base de sustentation est de 1ᵐ,14, la longueur moyenne du pas de trot est de 2ᵐ,70 environ; elle est au maximum de 2ᵐ,94 pour le cheval de 1ᵐ,60, tandis que dans le trot ordinaire elle n'est que d'environ 2ᵐ,40.

La *vitesse* du trot est subordonnée à l'étendue du pas, mais surtout à la rapidité avec laquelle les membres se meuvent, et aussi à l'énergie avec laquelle le corps est, à chaque temps projeté en avant. Dans la cavalerie belge, elle est comptée à raison de 250 mètres par minute. On cite des trotteurs extraordinaires qui ont fait 10 et 11 mètres à la seconde; mais à la vitesse du trot de course sur l'hippodrome, le kilomètre est parcouru en une minute et 40 à 50 secondes.

Beautés : La tête relevée et fixe, la régularité, l'uniformité dans les battues, la vitesse sans préjudice de l'élégance, l'énergie dans les mouvements, qui doivent se faire avec aisance et légèreté sans déviation ou oscillation de côté, sont les qualités que l'on recherche dans cette allure.

Le *stepper* est le trot dans lequel les membres antérieurs ont une projection énergique, cadencée.

Le **traquenard** est un trot défectueux caractérisé par la désunion dans le synchronisme des mouvements. Les membres en bipède diagonal ne se meuvent pas simultanément, mais le postérieur fait son appui un peu après l'antérieur et se pose en avant de l'empreinte laissée par celui-ci; de sorte que, dans le traquenard, il y a quatre battues et quatre foulées.

Le traquenard, encore appelé trot *décousu* ou *rompu*, ou *détraqué*, peut être un des effets de l'usure, mais il se produit souvent aussi lorsqu'on force l'allure du trot normal en demandant à l'animal plus de vitesse qu'il ne peut en fournir. En ce cas on fatigue, on ruine l'arrière-main et on finit par rendre habituelle cette allure défectueuse qui, de prime abord, n'était qu'accidentelle.

Le traquenard est une allure rapide et les réactions qu'il produit sont douces, bien qu'un peu bercées dans l'arrière-main.

Le saut de pie. Dans le trot forcé, le trotteur, pressé de dégager l'avant-main, fait quelquefois fonctionner le bipède antérieur plus vite que le postérieur. Il en résulte un défaut de simultanéité dans chaque foulée diagonale : ce désaccord augmente à chaque pas et l'animal est obligé, pour rétablir l'ordre, d'enlever la croupe d'une pièce par un saut de derrière que l'on a nommé saut de pie.

L'amble est une allure marchée, naturelle ou acquise, dans laquelle les deux membres d'un bipède latéral agissent simultanément. On entend deux battues et l'on remarque quatre foulées : les empreintes des pieds postérieurs devancent de beaucoup les antérieures.

Le corps est donc soutenu alternativement par le bipède latéral gauche et par le droit. Donc la ligne de gravitation tombe en dehors de la base de sustentation, ce qui rend l'équilibre très instable : de là, précipitation dans les mouvements qui se font près de terre et vitesse de l'allure. Les réactions sont très douces et légèrement bercées.

L'amble rompu est une allure défectueuse dans laquelle les membres d'un bipède latéral, au lieu de se mouvoir simultanément comme dans l'amble ordinaire, agissent isolément et le pied postérieur se place en avant de l'empreinte laissée par l'antérieur. On entend quatre battues, il y a quatre foulées et le corps est porté alternativement par un bipède latéral et par un bipède diagonal. Les réactions sont donc très bercées et la vitesse est grande.

Cette allure est propre à certaines races de chevaux.

Le **galop** est une allure sautée dont le mécanisme n'est pas toujours le même; aussi y a-t-il lieu de distinguer les trois variétés suivantes : 1° le galop ordinaire ou en trois temps; 2° le galop de manège ou en quatre temps; 3° le galop de course que l'on a aussi qualifié de galop en deux temps.

Le galop ordinaire fait entendre trois battues et laisse quatre foulées. Les membres d'un bipède diagonal se meuvent simultanément et ceux de l'autre bipède se meuvent successivement.

Le cheval galope à droite lorsqu'il dispose les membres de façon que les pieds du bipède latéral droit soient placés et maintenus en avant et plus haut que les pieds similaires du bipède latéral opposé. Il galope à gauche lorsque ce sont les pieds latéraux gauches qui sont placés en avant des droits.

Dans le galop en cercle c'est le bipède du dedans dont les membres sont placés en avant; on dit alors que le cheval *galope juste*; il galope *à faux* dans la disposition contraire.

Dans le galop en ligne droite c'est indifféremment l'un ou l'autre bipède qui devance l'autre.

Le galop est *désuni* lorsque le cheval est à faux du bipède antérieur [désuni du devant] ou du bipède postérieur [désuni du derrière].

Mécanisme : le cheval qui va partir au galop, de pied ferme, se rassemble. S'il veut, ou si le cavalier l'invite à galoper *à droite*, par exemple, il lève presque simultanément les deux membres antérieurs en plaçant le droit plus haut et en avant de l'autre; ensuite il lève le postérieur gauche, puis immédiatement après le postérieur droit. Celui-ci, par une détente énergique, chasse le corps en haut et en avant.

Le corps est alors suspendu dans une position oblique d'avant en arrière; il revient à l'appui et le galop se continue de la manière suivante : 1er temps, le membre postérieur gauche qui, après avoir fait son appui, se détend et pousse le corps en avant; le 2me temps est marqué par l'appui des deux membres du bipède diagonal gauche, lesquels, agissant simultanément, reçoivent le poids de la masse et chassent celle-ci en avant; 3me temps, le corps retombe sur le membre antérieur droit, qui agit seul. L'avant-main est de nouveau enlevé et ce mouvement se continue ensuite dans le même ordre par le pied postérieur gauche, le bipède diagonal gauche et le membre antérieur droit.

Lorsque le cheval passe soit du pas, soit du trot au galop, il soulève l'avant-main, puis, par une combinaison de mouvements qu'il n'est pas aisé d'analyser, il place les membres dans leurs positions respectives.

Le galop est une allure fatigante, surtout pour les membres qui agissent isolément. Cependant, dans le travail en cercle c'est le bipède latéral du dedans qui a la plus grande somme de poids à supporter.

Piste : le galop ordinaire laisse trois foulées; le pied postérieur qui travaille isolément couvre l'empreinte laissée par le pied antérieur du même côté. Dans le galop allongé il y a quatre foulées, le pied postérieur venant se placer en avant de la foulée antérieure.

La *longueur* du pas diffère selon les conditions de taille, de vitesse, etc. L'ordonnance de cavalerie la fixe à 3m,50; M. Raabe l'évalue à trois fois la base de sustentation.

Vitesse : les règlements militaires la déterminent à 400 mètres par minute ; le galop allongé ou de charge atteint 450 à 500 mètres :

Beautés : le galop doit être franc, l'enlevé de l'avant-main doit se faire avec souplesse, aisance, sans trop de hauteur ; le corps doit être poussé en avant par une impulsion vive, énergique, produite dans une direction parallèle à l'axe du corps.

Le galop de manège ou en quatre temps est une allure acquise qui diffère du galop ordinaire en ce que les quatre membres se meuvent isolément ; on entend quatre battues, il y a quatre foulées. C'est une allure peu rapide ; on peut la produire presque sur place, mais elle est fatigante pour le cheval, parce que le rassemblé est prononcé, l'enlevé est accentué et les membres reçoivent tour à tour le choc.

Mécanisme : si le cheval galope à droite, la première battue se fait par le pied postérieur gauche, la seconde par le pied postérieur droit, la troisième par le pied antérieur gauche et la quatrième par l'antérieur droit.

Le galop de course ou en deux temps est une variété du galop ordinaire, caractérisé par la rapidité des mouvements et l'étendue du pas, au point de faire supposer une série de bonds dont cependant le mécanisme diffère.

Dans la course, le mécanisme est bien celui d'un galop dans lequel les battues postérieures se suivent de si près qu'elles se confondent ; quant aux antérieures, elles sont distinctes. Les foulées postérieures dépassent de beaucoup les antérieures ; la base de sustentation est tellement étroite que les foulées de droite et de gauche semblent ne faire qu'une ligne. Les mouvements se font très près de terre. Les enjambées oscillent entre 4 et 7 mètres.

La vitesse est variable. A Louisville, Thebrock a fait 16m,252 par seconde, ce qui donne le kilomètre en 61''2 secondes.

L'aubin est une allure défectueuse se rapportant autant au trot qu'au galop. L'aubin est le propre des chevaux usés, fatigués, surchargés ou souffrants, lesquels, poussés en avant, meuvent leurs membres sans ordre ni méthode; le cheval trotte du devant et galope du derrière ou bien trotte du derrière et galope du devant.

DÉFECTUOSITÉS DES ALLURES.

Sous ce titre, nous réunissons tous les mouvements défectueux que l'on peut observer dans les différentes allures; ainsi

Raser le tapis : les pieds exécutent leurs mouvements près de terre, ne lèvent pas suffisamment, ce qui expose les chevaux à butter, à tomber.

Trousser : les membres antérieurs lèvent haut, en se fléchissant fortement sous le corps. On dit, dans ce cas, que le cheval travaille sous lui; ce mouvement est défavorable à la vitesse.

Épaules froides, chevillées : le jeu de l'épaule est très limité, surtout au commencement du travail [à froid], le pas est raccourci. La cause réside souvent dans les pieds.

Harper [ou l'éparvin sec] est un mouvement saccadé pendant la flexion du jarret. Ce mouvement est d'autant plus marqué que l'animal est *à froid*, il disparaît ordinairement en totalité ou en partie par l'exercice; il n'a pas toujours son siège dans le jarret, mais souvent dans les parties inférieures.

Jarret vacillant : au moment de l'appui, le jarret éprouve une déviation en dehors; c'est une défectuosité grave.

Forger : les pieds postérieurs heurtent et frappent une partie de l'extrémité inférieure des membres de devant. Le forger peut avoir lieu contre le fer, contre le sabot ou contre le tendon. Les causes sont : la faiblesse, la fatigue, les allures désunies, non réglées, le manque de longueur du tronc, le trop grand développement des membres postérieurs, la surcharge de l'avant-main.

Bercement ou le bercer : c'est le balancement latéral du corps. Ses causes sont : le manque d'énergie, une trop grande largeur de la base de sustentation. Il occasionne une perte dans la transmission des forces et nuit aussi à la vitesse.

Billarder : c'est l'action de déjeter les pieds en dehors au lieu de les projeter directement en avant.

Se croiser : chez le cheval qui se croise, les extrémités inférieures des membres sont déjetées en dedans au point de s'entre-croiser.

Se couper : se dit du cheval dont l'un des pieds, pendant le mouvement, heurte une partie du membre opposé. La cause doit être cherchée dans la faiblesse, la fatigue, l'irrégularité des allures, les allures forcées, une mauvaise ferrure, un défaut d'aplomb et la façon défectueuse de monter le cheval.

Boiterie ou claudication : la boiterie est toute irrégularité dans le jeu d'un ou de plusieurs membres ; elle n'est que le symptôme d'une gêne ou d'une douleur. Elle existe à différents degrés : le cheval *feint* lorsque l'irrégularité est légère ; il *boite* lorsqu'elle est plus prononcée ; il *boite tout bas* lorsqu'il appuie à peine le membre malade.

On reconnaît de quel membre le cheval boite aux symptômes suivants : au repos, ce membre est soustrait de l'appui ; il est porté en avant de la ligne d'aplomb [le cheval pointe, montre le chemin de Saint-Jacques lorsqu'il s'agit d'un membre antérieur], ou bien il est à demi fléchi et repose sur la pince. Pendant la marche, au pas et surtout au trot, ce membre embrasse moins de terrain ; quelquefois le pied ne pose pas à plat, mais plutôt sur la pince. Si c'est un membre antérieur qui souffre, la tête se relève au moment où il fait

son appui [coup de tête]; si c'est un postérieur le contraire
se produit, la tête s'abaisse et la hanche s'élève. L'appui d'un
membre souffrant est hésitant, faible et de courte durée, de
façon que les battues sont irrégulières.

Les boiteries à froid ne se manifestent qu'après le repos
et disparaissent après l'exercice. Les boiteries à chaud ne sont
sensibles qu'après un travail plus ou moins prolongé.

VI.

DE L'AGE.

L'âge est le temps écoulé depuis la naissance.

Il importe de pouvoir établir d'une façon sinon toujours rigoureusement exacte, du moins très approximative, à quel point de son existence le cheval est arrivé. Car, s'il est trop jeune, il n'est pas apte à supporter les fatigues; s'il a atteint un âge avancé, on doit pouvoir présumer la durée probable des services qu'il pourra rendre encore; la valeur commerciale en découle naturellement.

Dans l'existence de tout être vivant, on peut reconnaître trois grandes périodes ou *âges* : 1° la période d'accroissement, 2° la période stationnaire ou d'adulte; 3° la période de décroissement.

La première, qui dure chez le cheval jusque vers cinq ans, est caractérisée par des formes arrondies, empâtées; la seconde par des formes plus accentuées, par la consistance des muscles, par l'énergie des mouvements; la troisième par la prédominance des saillies osseuses, ou quelquefois aussi par de l'obésité et des poils grisonnants.

Mais ces trois périodes, mal définies, mal délimitées, variables selon une foule de circonstances, ne sont pas d'une précision suffisante. Les dents incisives fournissent, sous ce rapport, des caractères plus précis, constituant un chronomètre d'une sensibilité telle qu'il est possible d'échelonner l'existence du cheval en périodes annuelles.

Des dents. — Au nombre de 36 chez la jument et de
40 chez le mâle, les dents sont distinguées en 12 incisives
dont 6 à chaque mâchoire, 24 molaires réparties en quatre
rangées sur chacun des côtés des deux mâchoires.

Les incisives forment l'extrémité de la double arcade dentaire : elles décrivent une courbe parabolique à convexité
intérieure et dont le rayon se modifie suivant l'âge. Dans
chaque mâchoire elles sont distinguées en deux *pinces* : celles
du milieu deux *mitoyennes* : une de chaque côté des pinces,
et deux *coins* : un de chaque côté des mitoyennes. Les deux
arcades, la supérieure et l'inférieure, sont opposées exactement l'une à l'autre. Cependant, l'arcade supérieure a un peu
plus d'étendue que l'inférieure et dépasse celle-ci en arrière
de chaque côté.

Dans chaque dent on reconnaît : 1° la *couronne* ou partie
libre et visible ; 2° la *racine* ou partie enchâssée dans l'alvéole.
Ces deux parties sont séparées, dans les incisives caduques,
par un rétrécissement appelé *collet*. On reconnaît aussi deux
faces, une antérieure convexe, une postérieure concave ; deux
bords et deux extrémités dont l'une, à la racine, est percée
d'un trou appelé *cavité dentaire interne* et dont l'autre, qui
se met en contact avec les incisives de la mâchoire opposée,
prend le nom de table dentaire, table de frottement.

La dent est *vierge* lorsqu'elle n'a subi aucune usure. Dans
cet état son extrémité libre est aplatie d'avant en arrière et
est creusée d'une cavité appelée *cornet dentaire externe*, cavité
dans laquelle se trouve une substance noirâtre dite *germe de
fève*. Les bords du cornet, sur la dent vierge, sont tranchants ;
le postérieur est moins élevé que l'antérieur. Dès que, par le
frottement, l'usure a entamé les deux bords au point de faire
disparaître le cornet dentaire, on dit que la dent a *rasé*.

Le corps de la dent n'offre pas la même configuration dans

toute sa longueur. Il est aplati d'avant en arrière à la partie libre; plus bas, le diamètre antéro postérieur augmente, la forme devient ovale, puis arrondie, et successivement triangulaire et biangulaire.

La courbe de la dent est plus prononcée vers la partie libre; l'extrémité de la racine se rapproche de la ligne droite. Il en résulte que chez les jeunes animaux chez lesquels les dents ont peu ou point usé, les arcades incisives s'affrontent de haut en bas, sur une ligne droite, tandis qu'après l'usure, qui amène en contact la partie moins incurvée, les deux arcades s'affrontent en formant un angle de plus en plus aigu.

La cavité dentaire externe a une direction oblique vers la face postérieure, elle se termine par un cul-de-sac; sa profondeur n'est pas toujours exactement la même.

La cavité dentaire interne, qui renferme la pulpe dentaire, se dirige de la racine vers la couronne et se termine à peu près au niveau du point où commence l'externe. C'est cette pulpe qui, en se transformant, en se durcissant, forme plus tard l'*étoile dentaire*.

Les dents sont distinguées en : 1° dents de lait ou *caduques*; 2° dents d'adulte ou *de remplacement*. Les premières sont propres au jeune âge, elles tombent à une certaine époque de la vie et sont remplacées par les dents d'adulte. Dans cette catégorie sont comprises les incisives et les trois premières molaires de chaque rangée; 3° les canines et les trois dernières molaires sont *persistantes*; elles ne tombent pas pour être remplacées.

La dent caduque est plus courte, plus large, plus blanche, sa face antérieure est lisse, unie et son collet est très prononcé. La dent d'adulte n'a pas de collet, sa couleur est jaunâtre et sa face antérieure présente une cannelure verticale plus ou moins profonde.

Structure : trois substances entrent dans la constitution de la dent ; elles sont disposées par couches, savoir : le cément, l'émail et l'ivoire.

Le cément forme la couche la plus externe ; c'est une matière de nature osseuse qui disparaît rapidement par le frottement des mâchoires ou des matières alimentaires, de façon qu'elle ne se retrouve plus qu'autour de la racine.

La seconde couche, l'*émail*, est plus épaisse, surtout à la face antérieure. L'émail se replie à l'intérieur de la cavité dentaire externe, dont il forme la paroi ; de sorte que, après l'usure de la table de frottement, on distingue deux couches d'émail : l'émail d'encadrement et l'émail central. Celui-ci disparaît naturellement avec le cornet dentaire externe.

L'émail est la substance la plus dure, elle est d'un blanc nacré et recouvre l'ivoire.

L'*ivoire* ou substance éburnée, ou la dentine, forme en quelque sorte le corps de la dent, dans la composition de laquelle il entre pour la plus grande part ; c'est dans son épaisseur que se trouve creusée la cavité dentaire interne.

L'ivoire est une substance jaunâtre, moins dure que l'émail, mais plus dure que l'os.

Chronomètre dentaire établissant la caractéristique de la détermination de l'âge. — On considère généralement le cheval comme étant né au commencement du printemps ; pour le cheval d'hippodrome, l'âge compte à partir du premier janvier.

On dit qu'un cheval *prend* tel âge lorsqu'il est sur le point d'atteindre un âge déterminé, qu'il *a fait* tel âge lorsque l'état des dents dénote que cet âge est bien révolu.

La détermination de l'âge se fait d'après les caractères suivants :

1re *période :* l'éruption des dents caduques;

2e *période :* l'usure et le rasement des dents de lait;

3e *période :* la chute des dents caduques et l'éruption des dents d'adulte;

4e *période :* l'usure et le rasement des dents d'adulte;

5e *période :* les modifications dans la forme de la table dentaire.

Au moment de la naissance, les pinces sont rarement sorties; elles ne se montrent généralement que 8 à 10 jours après la naissance. Les mitoyennes font éruption vers 10 à 15 jours, et les coins de l'âge de 8 à 10 mois.

1 an : les pinces sont rasées, les mitoyennes le sont à peu près et les coins sont encore vierges.

2 ans : toutes les incisives ont rasé.

2 ¹⁄₂ à 3 ans : *les pinces caduques tombent et les pinces d'adulte font leur éruption.*

3 ¹⁄₂ à 4 ans : *les mitoyennes caduques tombent et sont remplacées;* les pinces ont usé.

4 ¹⁄₂ à 5 ans : *les coins de remplacement sortent, mais sont vierges;* les mitoyennes ont usé par leur bord antérieur, les pinces par les deux bords.

6 ans : rasement des pinces, usure des deux bords des mitoyennes; *usure du bord antérieur des coins, le postérieur étant encore vierge.*

7 ans : rasement des pinces et des mitoyennes; *usure des deux bords des coins et formation, aux coins de la mâchoire supérieure, d'une échancrure à laquelle on donne le nom de queue d'hironde.*

8 ans : *toutes les incisives inférieures ont rasé;* la queue d'hironde est très prononcée, l'arcade dentaire a perdu un peu de sa rondeur; *les pinces tendent à s'arrondir, les* mitoyennes sont ovales, l'étoile dentaire apparaît sur les pinces, près du bord antérieur ; l'émail central forme une cheville triangulaire au centre de surface de frottement.

9 ans : *les pinces sont arrondies*, l'étoile dentaire s'écarte du bord antérieur ; les mitoyennes commencent à s'arrondir et laissent apparaître l'étoile dentaire ; les coins sont ovales.

10 ans : *les pinces et les mitoyennes sont rondes* et l'émail central est rapproché du bord postérieur ; l'étoile dentaire a fait son apparition sur toutes les dents.

11 ans : l'étoile dentaire occupe le milieu de toutes les surfaces dentaires ; l'émail central est disparu sur les pinces et les mitoyennes.

12 ans : *toutes les incisives sont rondes ;* sur les mitoyennes, il y a tendance à la formation d'un angle à la face postérieure ; les deux arcs incisifs sont plus étroits et s'affrontent sous un angle aigu ; l'émail central a disparu.

13 ans : *commencement de la triangularité des pinces ;*

14 ans : triangularité des pinces.

15 ans : triangularité des mitoyennes.

16 ans : triangularité des coins.

17 ans : les pinces sont plus étroites d'un côté à l'autre [biangularité] ; l'étoile dentaire, de forme arrondie et grande, occupe le centre.

18 ans : biangularité des mitoyennes, étoile dentaire au centre des mitoyennes.

19 ans : mêmes caractères pour les coins.

20 ans : biangularité complète de toutes les incisives.

Irrégularités dans le nombre et dans l'usure des dents. — Les caractères dont nous venons de parler ne se montrent pas toujours correctement. Les irrégularités peuvent porter sur le nombre : augmentation [surdents] ou diminution ; elles portent plus souvent sur la forme et sur l'usure.

Béguité : le cheval est *bègu* lorsque la cavité dentaire externe persiste au delà de l'âge auquel elle aurait dû disparaître ; il est *faux bègu* lorsque c'est le cul-de-sac du cornet [l'émail central] qui persiste après l'époque normale.

Irrégularités de longueur : les dents usent constamment ; mais, comme elles sont chassées hors de leurs alvéoles dans la même proportion, elles conservent toujours la même longueur, qui est d'environ 18 millimètres pour les pinces, 15 pour les mitoyennes et de 13 pour les coins. Elles usent environ de 3 millimètres par année. Lorsqu'un cheval a la dent trop longue, il faut, pour déterminer l'âge, ramener la surface dentaire à la forme qu'elle aurait réellement si elle n'avait pas cet excès de longueur, c'est-à-dire lui donner autant d'années en plus que l'on doit raccourcir de fois la dent de 3 millimètres. Si la dent manque de longueur, il faut faire le travail contraire, c'est-à-dire allonger mentalement la dent et rajeunir le cheval d'un an si la dent est trop courte de 3 millimètres ; de 2 ans, si elle est trop courte de 6 millimètres.

Le tic avec appui amène des irrégularités profondes dans l'usure ; c'est aussi par un travail mental, et en se basant sur l'état des dents restées intactes, que l'on parvient à déterminer l'âge approximativement.

Bien que l'on ne se serve que de la mâchoire inférieure parce que les caractères sont plus constants, il est bon, néanmoins, de chercher dans les incisives supérieures des caractères de contrôle.

Irrégularités voulues, ruses et fraudes : 1° On peut faire paraître le cheval moins jeune qu'il ne l'est réellement.

en hâtant, par l'arrachement, la chute des dents caduques. L'examen attentif des dents voisines suffit pour dévoiler cette pratique. Ce sont les coins de lait que le vendeur arrache d'ordinaire à l'effet de faire passer un cheval de quatre ans pour un cheval de cinq. Cette ruse sera déjouée par l'examen des mitoyennes dont le bord postérieur est encore vierge :

2° On peut avoir intérêt à rajeunir le cheval. Pour atteindre ce but, on raccourcit les incisives si elles sont trop longues et l'on burine un cornet dentaire externe. — Cette pratique frauduleuse se dénote en rapprochant les mâchoires, les incisives n'arrivent plus en contact.

Parfois l'on se borne à creuser artificiellement un cornet dentaire externe et l'on en noircit l'intérieur par la cautérisation. Ici encore, l'œil exercé ne se laissera pas mettre en défaut, car autour de ce cornet fait au burin il ne saurait exister d'émail central. En outre, la forme de la dent sera en contradiction avec les dimensions du cornet.

La pratique la plus fréquente consiste à limer les coins de la mâchoire supérieure de manière à faire disparaître la queue d'hironde et à faire supposer que l'animal a moins de 7 ans. Mais, ce caractère n'étant pas le seul, la *forme* et le *degré d'usure* des dents suppléeront aisément à l'absence de cette échancrure.

VII.

DES SIGNALEMENTS.

En hippologie, le signalement est la description d'un cheval, faite de façon qu'il puisse être distingué de tout autre.

Dans l'armée, le signalement comprend : 1° le n° de matricule; 2° le nom; 3° le sexe; 4° la taille; 5° l'âge; 6° la robe et les marques particulières; 7° la race.

DES ROBES.

Par *robe*, chez le cheval, on entend la couleur de l'ensemble des poils et des crins.

On distingue les robes en *simples*, en *composées* et en *conjuguées*.

A. Les *robes simples* sont constituées par des poils d'une seule couleur; elles comprennent le noir, le blanc et l'alezan.

Le **noir** se définit de lui-même; il comprend : le *noir franc*, qui est le noir mat, uniforme, sans reflet; le *noir mal teint* qui est roussâtre, avec teintes dégradées, lavées; le *noir jais* d'un reflet brillant.

Le **blanc**, dans lequel on reconnaît le blanc sale, le blanc porcelaine et le blanc argenté.

L'alezan est formé de poils dont la couleur varie du blond au roux avec une foule de teintes intermédiaires; cette robe comprend l'alezan clair, l'alezan foncé, l'alezan café au lait, l'alezan brûlé, puis enfin l'alezan cuivré, bronzé, doré.....

Lorsque les crins sont blancs, il faut les spécifier : alezan à
crins blancs.

B. Les *robes composées* sont formées de plusieurs couleurs ;
on les subdivise en :

1° Celles qui ont deux sortes de poils séparées, dont une
forme le fond de la robe et dont l'autre est localisée aux extrémités et aux crins : ce sont : le bai, l'isabelle, le souris et le
rouan.

Le **bai** est constitué par des poils d'un rouge acajou variant
du clair au foncé : les crins et les extrémités sont noirs.
Les principales variétés sont le bai clair, ordinaire, cerise,
sanguin, châtain, marron, foncé, brun.

La robe **isabelle** est formée par des poils de deux couleurs séparées : ceux du corps sont jaunes ou jaunâtres ; ceux
des crins et des extrémités sont noirs et exceptionnellement
blancs, en quel cas on dit isabelle à crins blancs. Souvent
aussi la raie de mulet existe.

Les principales variétés sont l'isabelle clair, ordinaire,
foncé.

La robe **souris** est composée de poils d'un gris cendré
sur le corps, les crins et les extrémités étant noirs. Elle comprend le souris clair, l'ordinaire et le foncé ;

2° Celles qui ont les deux couleurs mêlées : ce sont le gris,
l'aubère, le louvet.

La robe **grise** est composée de poils foncés ou noirs et de
poils blancs mêlés ; elle est variée et difficile à signaler à cause
du peu de pureté des couleurs qui la composent.

Les principales variétés sont :

Le *gris clair*, lorsque le blanc domine ;

    — *ordinaire*, mélange égal de poil blanc et foncé ;

Le *gris foncé*, prédominance de poil foncé ;

— *de fer*, reflet bleuâtre analogue à la cassure du fer ;

— *ardoise*, bleu sombre de l'ardoise ;

— *sale*, teinte jaunâtre du poil blanc ;

— *isabelle*, mélange d'isabelle et de poils foncés ;

— *tourdille*, gris rouanné clair, parsemé de petits bouquets jaunâtres ou blanchâtres ;

— *étourneau*, gris rouanné foncé, parsemé de petits bouquets de poils blancs.

Les gris deviennent clairs, ou même blancs, par les effets de l'âge.

L'aubère est formé de poils rouges et de poils blancs mêlés ; les crins et les extrémités sont de même couleur que le fond de la robe.

Il y a l'aubère clair et l'aubère foncé.

L'aubère *mille fleurs* offre des poils blancs rassemblés par petits bouquets disséminés sur le fond de la robe.

L'aubère fleur de pêcher a ses bouquets de poils rouges ou rosés sur le fond de la robe.

Le **louvet** est formé de poils noirs et de poils jaunes mêlés ; souvent aussi, les deux nuances existent sur le même poil. Les crins et les extrémités sont d'ordinaire foncés ou brûlés.

On distingue le louvet clair, foncé, ou le louvet ordinaire ;

3° Celles composées de poils de trois couleurs ; il n'y a que le rouan.

Le **rouan** se compose de trois sortes de poils dont deux, le rouge et le blanc, sont mêlées pour constituer le fond de la robe ; la troisième, le noir, occupe les crins et les extrémités.

Selon la proportion de poils blanc et rouge, on distingue les variétés : clair, sanguin et le rouan ordinaire.

C. Les **robes conjuguées** sont celles dans lesquelles on remarque l'existence de deux robes.

La robe **pie** est la réunion, sur un même individu, de la robe blanche et d'une autre robe. Ainsi, il y a le pie noir ou pie ordinaire, le pie alezan, le pie rouan, le pie souris, etc.

Particularités des robes. — Les particularités sont des marques particulières qui tranchent sur le fond de la robe : elles ont une importance très grande dans la caractéristique des signalements. On les classe en :

1° Celles qui peuvent exister sur tout le corps ;

2° Celles qui sont spéciales à la tête ;

3° Celles qui sont spéciales au tronc ;

4° Celles qui sont spéciales aux membres.

Particularités générales. — *Jais* : reflet brillant propre à la robe noire.

Argenté : reflet brillant propre à la robe blanche.

Doré : reflet de l'or métallique que l'on remarque dans les robes : baie, alezane, isabelle.

Cuivré : reflet rougeâtre propre à l'alezan.

Moiré : c'est l'aspect ondé et chatoyant que peuvent acquérir toutes les robes.

Miroité : plaques arrondies plus claires ou plus foncées que le fond de la robe, mais toujours de la même couleur.

Pommelé : plaques irrégulièrement arrondies, blanches ou foncées, propres à la robe grise.

Rubican : poils blancs disséminés.

Neigé : petites taches blanches parsemées sur le fond de la robe.

Auberisé : se dit de l'alezan et du bai dont les parties rouges sont envahies par des poils blancs qui se mélangent aux rouges de façon à former des taches d'aubère.

Grisonné : plaques grises sur un fond de couleur différente.

Bordé : bordure composée de poils blancs mêlés aux poils du fond de la robe et circonscrivant une marque blanche, une balzane, par exemple.

Moucheté : petites taches noires disséminées sur une robe claire.

Herminé : taches noires plus grandes sur un fond clair.

Tigré : lorsque les mouchetures sont larges et étendues.

Tisonné : taches noires allongées sur un fond clair.

Charbonné : taches noires irrégulièrement circonscrites.

Truité : petites taches rouges disséminées sur un fond blanc ou gris.

Truité-moucheté : réunion sur une robe claire de petites taches rouges et de taches noires.

Marbré : taches colorées [alezan ou bai] sur un fond blanc ou gris.

Vineux : mélange de poils rouges et de poils blancs.

Marqué de feu : coloration rouge vif ou jaunâtre sur une robe foncée, le plus souvent à la tête et au flanc.

Zain : absence de tout poil blanc sur la robe.

Taches accidentelles : traces de blessures ou d'inflammation se traduisant par des poils blancs.

Épis : plaques de poils dont la direction est opposée à celle de la région.

Laire : dégénérescence de la teinte, décoloration partielle.

Ladre : taches sans coloration, d'un pâle rosé, ordinairement dépourvues de poils, on dit ladre marbré lorsque les taches de ladre offrent des taches noires plus petites.

Particularités de la tête. — Le cheval est *marqué en tête*, lorsqu'il existe une tache blanche sur le front; selon la forme et les dimensions de cette tache, on dit :

Quelques poils en tête s'il n'existe que quelques poils blancs.

Légèrement en tête s'il existe une petite tache blanche.

En tête si la tache a des dimensions un peu plus grandes.

Fortement en tête si la tache est grande.

En tête prolongé lorsque la tache se prolonge sur le chanfrein.

En tête irrégulier lorsque la tache affecte une forme irrégulière.

Pelote en tête lorsque la tache est arrondie.

Étoile en tête, tache à prolongements rayonnés.

En croissant, tache de la forme d'un croissant.

En tête mêlé lorsque la tache est formée de poils blancs mêlés aux poils du fond de la robe.

En tête bordé si la tache est circonscrite par une bordure mêlée.

Ces taches blanches du front peuvent aussi être truitées, mouchetées, etc.

Les marques blanches du chanfrein portent le nom de *liste* ou de *lisse*; suivant leurs dimensions, la liste est :

Petite liste lorsqu'elle est étroite.

Liste si elle occupe un peu moins que la largeur du chanfrein.

Grande liste si elle occupe toute la largeur du chanfrein.

Belle face lorsque la marque blanche s'étend sur chaque côté du chanfrein.

Demi-belle face lorsqu'elle ne s'étend que sur un des côtés.

Masqué lorsque la belle-face s'étend sur le front et au pourtour des yeux.

La liste est *complète* lorsqu'elle s'étend sur toute la longueur du chanfrein; *incomplète* si elle n'en occupe qu'une partie; *interrompue* lorsqu'elle est coupée par des poils du fond de la robe. Elle peut être déviée à droite et à gauche, terminée en pointe ou en dentelure; elle peut être mêlée, bordée, truitée, etc.

Entre les naseaux, tache blanche située entre les naseaux.

Nez de renard, nez et naseaux marqués de feu.

Boire dans son blanc lorsqu'il existe du ladre ou du blanc au pourtour de la bouche. Le cheval boit dans son blanc des deux lèvres, ou d'une lèvre, complètement ou incomplètement.

Cap de maure ou de more, tête noire ou brune sur une robe claire.

Cavecé de maure, lorsque la partie inférieure, a partir du chanfrein, est noire.

Œil vairon, œil dont l'iris est gris-cendré.

Particularités du tronc. — *Raie de mulet*: bande noire ou de couleur foncée qui s'étend sur la ligne dorso-lombaire et la croupe, sur une robe moins foncée.

Croix de mulet: c'est la raie de mulet, plus une bande similaire transversale qui part du garrot et retombe de chaque côté sur les épaules.

Ventre de biche: partie inférieure du ventre lavée, décolorée.

Crins blancs: si les crins sont blancs, alors que dans la constitution ordinaire de la robe ils doivent être noirs; il est nécessaire d'en faire une mention spéciale.

Particularités des membres. — Les taches blanches de la partie libre des membres sont appelées *balzanes*.

Sous le rapport du nombre, on distingue la balzane par la désignation du membre qui la porte; lorsqu'il y en a deux, on désigne le bipède; lorsqu'il y en a trois, on dit: trois balzanes dont une... et ici se place celle qui est seule de son bipède ; ainsi, trois balzanes dont une postérieure gauche indique que le membre postérieur droit est le seul qui n'en ait pas. Lorsqu'il y a quatre balzanes, on dit : *balzanes* sans désignation du nombre.

Sous le rapport des dimensions, on distingue :

Trace de balzane, une tache qui n'occupe qu'une petite partie de la couronne.

Principe de balzane lorsque la tache entoure, ou à peu près, la couronne sans la dépasser.

Petite balzane lorsqu'elle gagne le paturon.

Balzane lorsqu'elle couvre le boulet.

Grande balzane si elle atteint le milieu du canon.

Balzane chaussée lorsqu'elle arrive au genou et au jarret.

Balzane haut chaussée si elle dépasse les articulations.

Balzane très haut chaussée lorsqu'elle monte jusqu'au voisinage du corps.

Balzane incomplète lorsqu'elle n'entoure pas tout le membre.

Les balzanes peuvent être bordées, herminées, truitées, etc.

Zébrures sont des bandes de couleur foncée, dirigées transversalement aux membres.

La robe peut subir des changements. — Le ton, l'intensité de la nuance se modifient sous l'influence de causes diverses dont les plus actives sont : l'âge, la nourriture, l'état de santé ou de maladie, la tenue des écuries, le travail, les conditions atmosphériques, la saison, la tonte, etc.

A l'époque de la naissance le poil est terne, bourru, d'une teinte indécise ; ce n'est que vers 6 à 8 mois que la couleur définitive se montre avec le poil nouveau. A un âge plus avancé, il est des robes qui se transforment ; tel est le cas pour certaines robes grises qui deviennent blanches.

L'état de santé, la bonne nourriture, les bons pansages donnent un poil ras, lustré et du brillant à la robe; les chevaux malades, mal nourris ont le poil terne ou piqué.

La lumière donne un poil court et luisant; l'obscurité provoque un poil long et terne.

En été le poil est plus court, plus lisse, mieux lustré; certaines robes, telles que l'aubère, le rouan, sont plus foncées en été qu'en hiver.

Pour les robes foncées la tonte les rend plus claires et pour les robes claires elle les rend plus foncées.

Les écuries chaudes, les couvertures conservent au poil un brillant et un lustre remarquables, tandis que les rigueurs atmosphériques font pousser un poil long et touffu.

Indices fournis par les robes sur les qualités des chevaux. — Le caprice, la fantaisie et la superstition ont donné aux robes, et surtout aux marques particulières, une importance qu'elles ne possèdent pas. On trouve de bons comme de mauvais chevaux sous tous les poils; il exprime la vérité, le vieux proverbe qui dit : « De tout poil bonne bête ». En général, pourtant, les robes foncées sont plus prisées; on n'aime pas les robes claires ni celles qui ont beaucoup de blanc.

Mais, si la couleur n'a pas d'influence, *l'intensité* de la couleur n'est pas indifférente. Ainsi, les chevaux à robe *lavée*, à ventre de biche, les nuances douteuses se rencontrent souvent chez des chevaux manquant d'énergie. Il faut rechercher des robes à ton franc.

TAILLE.

La **taille** se prend du garrot au sol à l'aide d'une toise [hippomètre] placée verticalement contre l'épaule. Elle peut aussi être prise à l'aide d'une chaîne ou d'un cordon ; mais cette dernière méthode est moins exacte.

Pour toiser, le cheval est amené sur un terrain horizontal et mis en station *forcée*, en faisant maintenir la tête et l'encolure dans leur situation normale.

MODÈLE DE SIGNALEMENT.

Cyrus, nº 420, hongre, 5 ans, taille 1ᵐ,58, alezan doré, légèrement rubican, pelote en tête, petite liste effilée, trois balzanes herminées et bordées dont une antérieure gauche, trace de balzane antérieure droite, race irlandaise.

VIII.

VICES ET DÉFAUTS

NE SE RAPPORTANT PAS A LA CONFORMATION.

Le cheval pourrait être irréprochable sous le rapport de la conformation et des allures, et néanmoins n'être qu'un cheval peu utilisable parce qu'un vice lui enlève une partie de ses qualités ou le rend même incapable de fournir un travail déterminé. Il n'est donc pas sans intérêt de connaître les vices les plus fréquents, de savoir juger de leur importance et, éventuellement, d'être à même de démasquer les ruses et les fraudes employées pour les dissimuler.

Parmi ces vices ou défauts, nous avons à signaler :

Les **tics**: ce sont des habitudes vicieuses contractées par la répétition d'actes nuisibles; ils ont des manifestations variées.

Le plus grave est le *tic avec déglutition ou aval d'air*, lequel est caractérisé par l'introduction d'une plus ou moins grande quantité d'air dans l'estomac. Cet acte se produit de façons diverses. Certains chevaux prennent un appui sur la crèche [c'est le tic avec appui] soit par la bouche fermée, soit par les dents rapprochées, soit en écartant les mâchoires et en mordant [tic avec usure de dents], soit enfin par le menton; d'autres lèvent la tête, tendent et raidissent l'encolure [tic en l'air]; d'autres, enfin, agitent la langue, hument l'air ou l'aspirent par un mouvement de succion.

Quel que soit le mécanisme ou la forme, le résultat est le

même. On entend généralement un bruit de rot produit par l'air franchissant la gorge et se rendant dans l'estomac, dont il trouble les fonctions ainsi que celles de l'intestin. Les animaux se gonflent, souffrent fréquemment d'indigestion, de coliques: ils sont assez généralement maigres, ont le ventre développé et le poil dur.

Les moyens préconisés pour empêcher le tic sont nombreux, mais d'une efficacité incertaine. On réussit quelquefois à le faire disparaître, mais si l'habitude est ancienne, l'animal ne tarde pas à tiquer d'une autre façon; il semble qu'il y ait là un besoin irrésistible. Néanmoins, contre le tic avec appui nous avons obtenu d'encourageants résultats avec une muselière en fer qui, tout en permettant la préhension des fourrages, rend difficile la fixité de l'appui.

On use aussi, ou plutôt on abuse de l'usage d'une courroie que l'on serre autour de la gorge: ce dernier moyen n'est pas sans inconvénient, car on comprime des vaisseaux et des nerfs importants. Le mieux serait de supprimer tout ce qui est de nature à fournir un point d'appui, de placer les fourrages par terre et l'avoine dans une cuvelle. Les chevaux qui séjournent beaucoup à l'écurie et qui ne reçoivent pas une quantité suffisante de paille sont enclins à contracter ce vice. Celui-ci, du reste, se propage par imitation;

2° Le *tic de l'ours* consiste dans le balancement alternatif sur l'un et sur l'autre pied; il amène la fatigue des articulations. On ne peut guère espérer la disparition de cette habitude;

3° Les *chevaux qui trottent à l'écurie* exécutent, sur place, des mouvements analogues à ceux du trot;

4° *Chevaux qui grattent du pied*, surtout du pied antérieur: le cheval rejette la litière en arrière, creuse le sol ou use ses fers sur le pavé;

5° *Il est des chevaux qui se roulent dès qu'ils sont harnachés ou en rentrant à l'écurie.* C'est un défaut assez rare, mais il est onéreux et dangereux pour le cavalier. Pour en prévenir les conséquences il est bon d'attacher solidement le cheval au râtelier jusqu'au moment de le monter ou jusqu'à ce qu'il soit dessellé ;

6° *Chevaux qui se délicotent.* L'habitude de se détacher peut avoir des conséquences graves dans les écuries où il y a plusieurs chevaux. Divers moyens sont préconisés : les uns réussissent dans certains cas et échouent dans d'autres. Pour les chevaux qui se détachent malgré le licou ordinaire on emploie le tour du cou, le collier, ou bien un licol très mince, très léger, fait d'une simple ficelle ou d'un ruban ; d'autres fois il faut recourir à un licou fort, garni d'une double sous-gorge ;

7° *Chevaux qui se couchent en vache.* Ce sont ordinairement les vieux chevaux fatigués ou ceux qui sont logés dans des stalles trop étroites, qui sont poussés à prendre le décubitus sternal. Le pied, en prenant appui contre le coude, froisse les tissus et y détermine des tumeurs (éponge, loupe). Il faut donner un logement plus large, raccourcir la branche du fer, mettre un bourrelet au paturon ou au canon, de façon à écarter forcément le pied du coude ;

8° *Chevaux qui appuient un pied postérieur sur l'autre.* Cette habitude est plus fréquente chez les grands chevaux ; elle occasionne des blessures à la couronne que l'on ne peut éviter qu'en la protégeant à l'aide d'un bracelet en cuir dur ou en cuir garni d'une plaque métallique ;

9° *Chevaux qui frappent contre les barres* : habitude très préjudiciable parce que les animaux se contusionnent les canons, les boulets, et de là naissent des tares. Elle est plus fréquente pendant la nuit que pendant le jour. Pour certains chevaux, on réussit en éclairant l'écurie par une veilleuse, ou en garnissant le paturon d'une entrave dont la chaînette, longue de 0^m,25 à 0^m,35, porte un billot en bois. Parfois aussi, la cause résidant dans la présence de petits insectes, il suffit de laver l'extrémité inférieure du membre avec une solution de savon mou ou une décoction de tabac;

10° *Chevaux qui mordent et déchirent les couvertures.* Il faut faire usage du collier à chapelet ou d'un bâton fixé au licou et au surfaix, ou d'une mentonnière-bavette en cuir fort, ou encore d'une muselière en osier ou en cuir;

11° *Les chevaux qui prennent le mors entre les dents ou entre les lèvres* ennuient le cavalier, se soustraient à l'action de la main; l'usage d'une fausse gourmette suffit souvent;

12° *Les chevaux qui encensent ou qui battent à la main*, c'est l'indice de la fatigue ou de la faiblesse. Dans ce dernier cas, c'est un défaut sérieux. Il en est d'autres qui encensent simplement par une habitude, contre laquelle la martingale peut être un palliatif précieux;

13° *La lèvre pendante* donne à la physionomie un air de stupidité: c'est souvent le propre des chevaux lymphatiques;

14° *La langue pendante* est un vice contre lequel on réussit quelquefois en employant un mors renversé;

15° *Chevaux à l'œil :* défaut qui, très prononcé, est grave : on ne peut en diminuer les fâcheuses conséquences qu'en empêchant totalement l'animal de voir, c'est-à-dire en recouvrant les yeux par des œillères bombées et repliées à angle droit;

16° *Chevaux peureux.* Il est des chevaux qui s'effraient du moindre bruit. On les rend plus calmes en leur mettant des tampons d'étoupe ou de ouate dans les oreilles.

Chevaux vicieux. — Nous désignons ainsi ceux qui sont affectés de défauts d'ordre moral.

Rétivité. Le cheval rétif est celui qui refuse de faire ce que lui demande son conducteur, ou souvent même, qui fait l'opposé de ce qu'on lui demande, soit par inertie en restant sur place, soit en employant des moyens de défense, tels que le cabrer, la ruade. L'habileté du cavalier, la douceur et la patience sans préjudice de la fermeté et de l'énergie offrent les seules chances de réussite à maîtriser l'opiniâtreté, la rétivité.

Chevaux difficiles au pansage : au harnachement, au montoir, etc., ne peuvent être utilisés que par des hommes énergiques, et en prenant de grandes précautions.

Chevaux difficiles au ferrage ; c'est un vice sérieux qui expose les chevaux à des accidents, à des piqûres, à des enclouures, etc. Les moyens de douceur doivent être employés d'abord, ce n'est qu'en présence de l'insuccès de ceux-ci que l'on aura recours aux moyens coercitifs [voir ferrure].

Nous ne parlerons que pour mémoire des chevaux qui s'emportent, se cabrent, pointent, ruent, reculent, etc.; tous ces vices rentrent dans le domaine de l'équitation.

IX.

LÉGISLATION

CONCERNANT LA VENTE, L'ÉCHANGE, LA LOCATION ET LE PRÊT DE CHEVAUX.

Faute de connaître ses droits et ses devoirs, soit en achetant, soit en vendant un cheval, on est exposé à être lésé dans ses intérêts, à être entraîné dans des procès onéreux, ou d'avoir à se débattre contre des procédés qui n'ont rien de commun avec la délicatesse ni avec la loyauté.

La vente d'animaux est réglée par des principes généraux édictés par le Code civil, et par des principes spéciaux déterminés par la loi de 1885 ainsi que par les arrêtés royaux qui en sont les corollaires obligés. En dehors ou à côté de tout ce qui est prévu par la Législature, les intéressés peuvent étendre ou restreindre les droits et les obligations de chacun par des conditions conventionnelles dont la nature varie à l'infini.

Nous nous bornerons à résumer ce qu'il y a d'essentiel.

LA VENTE.

La vente est la convention par laquelle *l'un* s'oblige à transférer la propriété d'une chose et *l'autre* à la payer. [Art. 1509 du C. c.]

Promesse de vente vaut vente, lorsqu'il y a consentement réciproque des deux parties sur la chose et sur le prix. [Art. 1858, C. c.]

Si la promesse de vendre a été faite avec des arrhes, chacun des contractants est maître de s'en départir, celui qui les a données en les perdant et celui qui les a reçues en restituant le double. [Art. 1590, C. c.]

« La loi entend ici par arrhes une somme d'argent que l'une des parties remet à l'autre au moment où se fait la promesse de vente, avec cette intention que chacune des deux parties aura le droit de se dédire, c'est-à-dire de retirer sa promesse, moyennant la perte des arrhes.

« Il y a d'autres arrhes qui n'impliquent pas la faculté de se dédire. Ainsi, l'on donne le nom d'arrhes à un objet quelconque que l'une des parties remet à l'autre pour marquer que le marché est conclu et définitif. Parfois les arrhes sont un acompte que le débiteur paye sur ce qu'il doit, ce qui prouve également que la convention est arrêtée.

« Comment distinguera-t-on les diverses espèces d'arrhes? C'est une question d'intention, donc de fait, que le juge décidera d'après les circonstances de la cause. » [Laurent.]

Entre marchands, sur les foires et les marchés, la vente est considérée comme fait accompli, lorsque vendeur et acheteur se sont mutuellement tapés dans la main droite.

Il importe cependant de dresser acte d'une opération de vente d'animaux, attendu que pour des contrats de cette nature, se rapportant à une valeur dépassant 150 francs, la preuve par témoins n'est pas admise [art. 1341, C. c.]. Le contrat de vente peut être fait sous seing-privé; il doit indiquer la commune où la vente a été opérée, les noms et domicile du vendeur et de l'acheteur, le signalement du cheval, le prix de la vente, la manière dont devra être effectué le payement, le mode et la date du transfert, et, s'il y a lieu, les garanties conventionnelles.

MODÈLE DE CONTRAT DE VENTE :

Entre nous soussignés a été convenu ce qui suit :

Moi, Jacques Daubus, propriétaire, demeurant à Bruxelles, rue de la Loi, n° 110, déclare vendre à M. Pierre Gandon, sans profession, demeurant à Ixelles, rue Frinoise, n° 10, un cheval hongre, six ans, taille 1m,60, alezan brûlé, en tête, balzane postérieure gauche, que je garantis docile à l'attelage et exempt de toute espèce de tic avec aval d'air ;

Moi, Pierre Gandon, déclare acheter le cheval susmentionné, et dans les conditions sus-écrites, pour la somme de deux mille francs, payable au domicile du vendeur, en monnaie d'or ou d'argent ayant cours en Belgique, et ce au moment de la livraison du cheval, laquelle aura lieu le 30 juillet prochain.

Fait à Bruxelles, le 25 juillet 1886.

(Signatures.)

Le vendeur doit délivrer et garantir la chose qu'il vend. [Art. 1603, C. c.)

Lorsque le vendeur ne délivre pas, au moment fixé, l'acheteur peut, à son choix, demander la résolution de la vente ou sa mise en possession, si le retard ne vient que du fait du vendeur. [Art. 1610.]

Si, à l'expiration du délai fixé pour la prise en possession, l'acheteur ne s'est pas présenté, la résolution a lieu de plein droit et sans sommation au profit du vendeur, ou bien le vendeur peut obliger l'acheteur à prendre possession du cheval et à lui en payer la valeur.

L'acheteur est tenu de payer le prix au jour fixé et à l'endroit désigné par l'acte de vente. [Art. 1650, C. c.] Si aucune convention n'a été établie à ce sujet, l'acheteur doit payer au lieu même et au moment où se fera le transfert de la chose vendue.

L'acheteur devient le propriétaire et prend la chose à ses risques et périls dès l'instant où elle a dû être livrée. Il n'a droit à aucune garantie; si l'animal périt par cas fortuit, la perte est pour son compte. [Art. 1647.]

Néanmoins l'acheteur pourra appeler le vendeur en garantie si le cheval a succombé à une maladie rédhibitoire.

Le cheval doit être délivré en l'état où il se trouvait au moment de la vente. Ce qui veut dire que le vendeur ne peut changer en rien son état; par exemple, lui couper le tronçon de la queue, lui faire subir une opération, etc. Car, à partir de la vente, l'animal ne lui appartient plus, il est seulement chargé de le conserver.

Le commerce d'animaux est réglé par une loi spéciale dite loi sur les vices rédhibitoires. Les garanties que cette loi donne à l'acheteur existent de droit, sans qu'il soit besoin de les rappeler ou de les stipuler lors de la vente. C'est donc bien inutilement que certains marchands font état de ces garanties dont ils ont l'air de faire bénéficier l'acheteur peu initié aux opérations de vente.

Dans les ventes faites par autorité de justice, la rédhibition ne peut avoir lieu. [Art. 1649.]

Lorsque le vendeur veut se dégager de toute garantie, même relative aux vices rédhibitoires, il doit le stipuler dans le contrat de vente en ayant soin de désigner nominalement les maladies ou vices, ou de spécifier l'arrêté royal dans lequel ils sont désignés. De même aussi il est facultatif à l'acheteur de faire étendre [si le vendeur y consent] les garanties à telles maladies ou vices qu'il jugera convenable. Ce qu'il y a de plus simple, c'est de stipuler les garanties conventionnelles dans la quittance.

Ainsi, par exemple, si le propriétaire du cheval veut vendre sans garantie, il libellera la quittance comme suit :

Je soussigné X....., reconnais avoir reçu de M. Y....., demeurant à Z....., la somme de mille francs pour un cheval hongre, 8 ans, taille 1m,50, bai cerise, en tête, de race irlandaise, propre au service de la selle.

Cette vente est faite sous la condition expresse que l'acheteur n'aura à réclamer, dans aucune circonstance, les bénéfices de la loi du 25 août 1885, et de l'arrêté royal du 3 septembre de la même année, pris en exécution de cette loi.

Ou bien encore :

Cette vente est faite sans garantie aucune de la non existence du vice ou maladie connu sous le nom de *fluxion périodique des yeux*.

D'un autre côté, l'acheteur qui voudrait étendre le cercle des garanties ferait insérer dans la quittance :

Le soussigné déclare se porter garant et responsable des vices ou maladies connus sous les noms de *pousse*, de *cornage*, et de les assimiler aux vices rédhibitoires reconnus par la loi et les arrêtés en vigueur, et ce pendant un délai de dix jours.

La **vente à l'essai** est assez fréquemment mise en pratique; elle peut être faite sous deux formes principales :

1° La vente a lieu sous la condition expresse d'une garantie spécifiée, relativement à une chose déterminée dont l'existence ou l'effet ne peut être constaté que par l'essai du cheval ou par un séjour prolongé chez l'acheteur. Exemple : X. vend un cheval avec la garantie que l'animal assistera, sans s'effrayer, sans aucune manifestation d'indocilité, aux exercices d'armes à feu d'infanterie ainsi qu'aux bruits des tambours et de la musique.

Dans ce cas, la vente à l'essai est toujours présumée faite sous condition suspensive. [Art. 1588. C. c.] Mais la vente sera parfaite si l'animal répond favorablement à l'essai fait pour la chose garantie. L'acheteur ne pourra provoquer la résolution du marché pour aucun autre motif;

2° Il arrive souvent que le vendeur dit à l'amateur : prenez ce cheval chez vous; si dans quinze jours, dans un mois, vous n'en êtes pas satisfait, je le reprendrai.

Il n'y a, dans ce cas, que promesse de vente *conditionnelle*. L'animal, pendant cette période d'essai, reste aux risques et périls du vendeur, sauf en cas de faute de l'acheteur.

Dans toutes ces opérations il importe de stipuler, *par écrit*, toutes les conventions consenties, et de faire dire au vendeur dans quelles conditions déterminées le cheval à l'essai pourra ou devra être placé.

L'échange est un contrat par lequel les parties se donnent respectivement une chose pour une autre. [Art. 1702, C. c.]

Les conditions concernant la vente sont applicables à l'échange.

Il est prudent, dans une opération de ce genre, de ne pas se borner à faire la permutation des chevaux et de payer la différence convenue s'il y en a une; mais il convient de se mettre d'accord sur la valeur de chacun d'eux.

DU LOUAGE.

Le louage des choses [des chevaux] est un contrat par lequel l'une des parties s'oblige à faire jouir l'autre d'une chose pendant un certain temps, moyennant un certain prix que celle-ci s'oblige à lui payer. [Art. 1709.]

Le preneur est tenu d'user de la chose louée suivant la destination qui lui a été donnée par le bail, ou suivant celles présumées d'après les circonstances à défaut de convention. [Art. 1728.]

Le cheval loué est ainsi confié au preneur. Celui-ci doit l'entourer de tous les soins qu'il accorderait à un cheval qui serait sa propriété; il ne peut en faire usage que dans les limites convenues, sans qu'il lui soit permis de les étendre ou de les modifier.

Si, pendant la durée du louage, il survient une maladie ou un accident, le preneur n'a aucune responsabilité, à moins que l'accident ne puisse être imputé à sa faute, ou ne soit survenu pendant que le cheval était employé à un service autre que celui pour lequel il avait été loué. Ainsi, par exemple : un officier loue un cheval pour participer aux manœuvres en terrain varié. Si, pendant un des exercices se rapportant à ces manœuvres, l'animal devient boiteux, se casse une jambe, la perte incombera au propriétaire, s'il n'y a pas eu faute de la part du preneur. Il n'en serait pas de même si le cheval, ayant été loué pour le service de la selle, était attelé ou était monté par une autre personne que le preneur, ou était monté en dehors des besoins de la manœuvre pour laquelle il aurait été loué. Dans ces circonstances le preneur serait responsable des dommages.

Du prêt. — Le prêt, quoique fait à titre gracieux, n'est, dans certains cas, qu'une sorte de louage déguisé dont le prix est d'ordre moral. On prête un cheval à un ami avec le plus complet désintéressement, on le prête aussi à des personnes vis-à-vis desquelles on a des obligations.

Les mêmes droits et les mêmes devoirs engagent le prêteur et le preneur dans le prêt comme dans le louage.

Mais ici, à la question de *droit* s'ajoute ou se substitue une question de délicatesse qui, selon la façon dont elle est considérée, résout d'emblée la difficulté ou la complique. Plus d'une fois, de vieilles amitiés ont reçu des atteintes pénibles.

les revendications ayant dû être soumises à l'arbitrage ou à la justice.

Il serait aisé, pourtant, d'éviter ce désagrément; il suffirait de bien spécifier et de bien déterminer les conditions dans lesquelles se fait le prêt. On a tort de toujours écarter la possibilité d'un accident et de ne pas en prévoir ou même de ne pas en prévenir les conséquences d'ordre pécuniaire.

À notre avis, dans les prêts à titre gracieux, le preneur devrait toujours engager sa responsabilité pour tous les dommages qui pourraient survenir, et le prêteur ne devrait mettre aucune délicatesse à accepter cet engagement de garantie.

Dans le prêt comme dans le louage, les conventions doivent être stipulées par écrit, et la valeur du cheval doit être déterminée et consignée dans le contrat. Cette formalité est importante, et ne devrait jamais être négligée, même lorsqu'il n'y a que des amis en cause.

VICES RÉDHIBITOIRES.

Le vice rédhibitoire est le défaut caché de la chose vendue qui la rend impropre à l'usage auquel on la destine, ou diminue tellement cet usage que l'acheteur ne l'aurait pas acquise, ou n'en aurait donné qu'un prix moindre, s'il avait connu le vice.

Dans la vente ou l'échange des animaux domestiques qui ne sont pas destinés à la consommation, les vices rédhibitoires ne comprennent pas tous les vices compris dans l'article 1641 du Code civil, mais seulement ceux que, en vertu de la loi du 25 août 1885, le Gouvernement est autorisé à désigner, et qu'il a désignés en effet, par les arrêtés royaux en date du 3 septembre de la même année.

Loi du 25 août 1885.

LÉOPOLD II, Roi des Belges,

À tous présents et à venir, Salut.

Les Chambres ont adopté et Nous sanctionnons ce qui suit :

Article premier. — Sont réputés vices rédhibitoires et donneront seuls ouverture à l'action résultant de l'article 1641 du Code civil, dans les ventes ou échanges de chevaux, ânes, mulets et autres animaux domestiques appartenant aux espèces ovine, bovine ou porcine, les maladies ou défauts qui seront désignés par le Gouvernement, avec les restrictions et conditions qu'il jugera convenables.

Art. 2. — Le Gouvernement déterminera aussi le délai dans lequel l'action sera intentée à peine de déchéance.

Ce délai n'excédera pas trente jours, non compris le jour fixé pour la livraison.

Le délai pour la comparution devant la juridiction saisie de la demande, au premier degré, sera d'au moins un jour, si la partie est domiciliée dans la distance de 5 myriamètres du lieu de la comparution. Si elle est domiciliée au delà de cette distance, il sera ajouté un jour par 5 myriamètres.

Art. 3. — Si la livraison de l'animal a été effectuée hors du lieu du domicile du vendeur, le délai pour intenter l'action sera augmenté d'un jour par 5 myriamètres de distance entre le domicile du vendeur et celui de l'acheteur.

Lorsque l'acheteur a revendu l'animal et qu'il est assigné en résolution de vente, il pourra intenter une action en garantie contre son vendeur si le délai pendant lequel il aurait pu agir par action principale n'est pas expiré.

Ce délai pour l'action en garantie sera, dans ce cas, et quel que soit le lieu où l'animal se trouve, augmenté d'un jour par 5 myriamètres de distance entre le domicile de l'acheteur primitif et celui du vendeur primitif.

Art. 4. — Dans le délai qui sera fixé conformément à l'article 2 pour intenter l'action, l'acheteur sera tenu, à peine de déchéance, de provoquer la nomination d'experts chargés de vérifier l'existence du vice rédhibitoire et de dresser procès-verbal de leur vérification.

La requête sera présentée, soit verbalement, soit par écrit, soit sous forme de télégramme, au juge de paix du lieu où se trouvera l'animal; elle exprimera, dans tous les cas, à peine de nullité, le vice dont celui-ci sera prétendument atteint.

Ce juge en constatera la date dans son ordonnance; il mentionnera le vice à raison duquel l'action est intentée et nommera immédiatement, suivant l'exigence du cas, un ou trois experts qui devront opérer dans le plus bref délai après serment prêté devant ce magistrat et sans aucune autre formalité de procédure; il préviendra par télégramme assuré le vendeur du jour, de l'heure et du lieu de l'expertise.

Le procès-verbal d'expertise sera motivé et remis en minute à la partie.

Si l'expertise n'est commencée ou terminée qu'après l'expiration des délais fixés conformément à l'article 2, elle déterminera si le vice qu'elle constate a existé pendant le délai.

Néanmoins, lorsque dans le délai déterminé pour intenter l'action, l'animal sera abattu par ordre de l'autorité compétente, pour cause de l'une des maladies donnant lieu à la rédhibition, le procès-verbal dressé dans ce cas, et qui sera motivé de la même manière, tiendra lieu de celui de l'expertise.

ART. 5. — Si l'animal a été emmené à l'étranger, l'acheteur devra, sous peine de déchéance, le ramener dans le pays et le conduire soit au lieu du domicile du vendeur ou au chef-lieu de canton de ce domicile, soit au lieu où le contrat a été conclu, soit à celui où la livraison a été faite.

Le délai pour intenter l'action sera, dans ce cas, augmenté d'un jour par 15 myriamètres de distance de l'endroit où l'animal se trouve au lieu où il sera ramené.

La requête en nomination d'experts devra, sous peine de déchéance, être présentée au juge de paix du lieu où l'animal sera conduit, dans le délai fixé conformément à l'article 2, avec une augmentation de deux jours sans plus.

L'action en rédhibition devra aussi, dans ce cas, être toujours intentée devant le juge de ce même lieu.

L'acheteur justifiera du lieu où l'animal aura été emmené hors du pays.

En aucun cas, cependant, l'acquéreur ne pourra faire revenir l'animal dans le pays, ni avoir recours à une action en rédhibition lorsqu'il s'agira d'un vice rédhibitoire contagieux.

L'acheteur ne pourra pas non plus recourir à une semblable action en cas de mort de l'animal à l'étranger.

Art. 6. — L'étranger demandeur sera tenu, à la demande du défendeur, de fournir la caution dont font mention les articles 16 du Code civil, 166 et 167 du Code de procédure civile, sous peine d'être déclaré non recevable en sa demande.

La caution sera fixée en numéraire, dès la première audience, par le juge de paix saisi de l'action.

La somme fixée par le juge sera remise entre les mains du greffier.

Le jugement sera exécutoire sans être, au préalable, signifié et ne sera pas susceptible d'appel.

Art. 7. — Les actions rédhibitoires seront instruites et jugées comme affaires urgentes.

Art. 8. — Si, pendant le délai fixé conformément à l'article 2, l'animal vient à périr, le vendeur ne sera pas tenu de la garantie, à moins que l'acheteur ne prouve que la perte de l'animal provient de l'un des vices spécifiés en vertu de la présente loi.

Art. 9. — Les vices rédhibitoires constatés dans les délais spécifiés et suivant les formes prescrites ci-dessus seront présumés avoir existé au moment du contrat, sauf la preuve contraire.

Art. 10. — Le vendeur ou l'échangiste ne sera pas tenu de la garantie résultant des vices rédhibitoires contagieux s'il prouve que, depuis la livraison, l'animal a été mis en contact avec des animaux atteints d'une maladie semblable à celle qui a donné lieu à l'action rédhibitoire.

Art. 11. — La déchéance prononcée par les articles 2, 4 et 5 est absolue et sera appliquée d'office, excepté dans le cas où le vendeur ou l'échangiste aurait été d'abord assigné de bonne foi devant un juge incompétent.

Art. 12. — L'action en réduction de prix, autorisée par l'article 1644 du Code civil, ne pourra être exercée dans les ventes ou échanges d'animaux qui font l'objet de la présente loi.

Art. 13. — Les dispositions de la présente loi ne sont pas applicables aux animaux destinés à être abattus pour être livrés à la consommation.

Art. 14. — La loi du 28 janvier 1850 est abrogée.

Arrêté royal du 3 septembre 1885.

Désignation des vices qui peuvent donner ouverture à l'action en rédhibition et des délais dans lesquels cette action doit être intentée.

LÉOPOLD II, Roi des Belges, etc.

Vu la loi du 25 août 1885 sur les vices rédhibitoires dans les ventes et échanges d'animaux domestiques et notamment les articles 1er et 2, Nous avons arrêté et arrêtons :

ARTICLE PREMIER. — Sont réputés vices rédhibitoires dans la vente et l'échange des animaux domestiques, les maladies et les défauts suivants :

Pour le cheval, l'âne et le mulet :

La morve,

Le farcin,

La fluxion périodique des yeux,

L'immobilité,

Si la valeur de l'animal vendu ou échangé s'élève à plus de 300 francs.

Pour l'espèce bovine :

Le typhus contagieux,

La pleuro-pneumonie contagieuse,

La phtisie pulmonaire ainsi que la phtisie pommelière,

La non-délivrance, le part n'ayant pas eu lieu chez l'acheteur.

Si la valeur de l'animal vendu ou échangé s'élève à plus de 150 francs.

Pour l'espèce ovine :

Le typhus contagieux,

La clavelée.

ART. 2. — Le typhus contagieux ou la clavelée reconnu chez un seul animal entraînera la rédhibition de tous ceux du troupeau qui porte la marque du vendeur.

ART. 3. — Le délai pour intenter l'action en rédhibition sera, non compris le jour fixé pour la livraison, de trente jours pour le cas de pleuro-pneumonie contagieuse, de vingt-huit jours pour le cas de fluxion périodique des yeux et de neuf jours pour les autres cas.

ART. 4. — Les arrêtés royaux sus-visés sont rapportés.

ART. 5. — Le présent arrêté est déclaré exécutoire à dater du 7 septembre 1885.

(Signé) : LÉOPOLD.

Modèle du télégramme à transmettre par l'acheteur au juge de paix pour requérir de ce magistrat la nomination d'un expert.

TÉLÉGRAMME DE SERVICE ASSURÉ :

Adresse : Juge de paix à ... (indication de la résidence) N... (nom, prénoms, profession et domicile du requérant), acquéreur d'un cheval (renseigner l'âge, le sexe et le signalement du cheval) atteint de ... (désignation du vice rédhibitoire), vendu à ... (désigner la commune où l'animal a été vendu et éventuellement le lieu de la livraison), par Z... (nom, prénoms, profession et domicile du vendeur), requiert nomination d'experts.

(Signature.)

Ce télégramme sera déposé et inscrit, avec reçu, au bureau d'expédition ; il sera enregistré au bureau de réception avec indication de l'heure de l'arrivée, remis et laissé au domicile du juge de paix auquel il est destiné, contre un récépissé mentionnant exactement le jour et l'heure de la remise. Ce récépissé sera délivré par ce magistrat, ou à son défaut par toute autre personne à ce déléguée ou autorisée par écrit.

En cas de vacance du siège, le télégramme sera déposé au domicile du suppléant faisant le service, s'il réside au chef-lieu du canton, sinon au domicile du greffier de la justice de paix, contre un récépissé délivré dans les mêmes termes, par eux ou par toute autre personne pourvue d'une autorisation écrite.

X.

CHOIX DU CHEVAL

SELON LE SERVICE AUQUEL ON LE DESTINE.

Le cheval, eu égard à son utilisation dans l'armée, peut être classé en *cheval de selle* et en cheval de *trait léger* ou *rapide*; exceptionnellement, si le même sujet est tour à tour monté ou attelé, il devient ainsi un cheval à *deux mains* ou à *deux fins*.

La configuration générale du sujet, sa taille, son ampleur ne suffisent pas toujours pour décider de ses aptitudes; elles constituent cependant, sinon les principaux, du moins les premiers éléments d'appréciation. L'examen des régions, des proportions, des allures et finalement la *mise à l'essai* confirment ou infirment l'opinion primitive.

Pour les animaux destinés à travailler en masse, en collectivité, il importe que tous les sujets aient une conformation similaire afin qu'il y ait homogénéité dans l'ensemble et surtout dans les mouvements. Tous doivent avoir des allures de même vélocité, et, autant que faire se peut, tous doivent avoir le même degré de force et de fond. Quant à la taille, elle différera le moins possible; cependant, elle ne doit pas être rapportée fatalement au nombre de centimètres indiqués par l'hippomètre; ce serait une erreur que de ne pas tenir compte de la façon dont certains chevaux se comportent, se grandissent sous le cavalier ou sous les harnais.

Cheval de selle. — En général, le cheval de selle, d'une taille de 1^m,52 à 1^m,60, d'une ampleur moyenne, doit présenter une conformation réunissant tout à la fois la force suffisante pour supporter la charge et le degré de vitesse indispensable aux exigences de l'arme. Les formes, si elles ne peuvent pas toujours être d'une harmonie irréprochable, seront du moins correctes, les proportions justes, les aplombs réguliers, les allures franches, énergiques, réglées et rapides, sans préjudice du fond; le cheval sera bon sauteur; il aura suffisamment de sang pour être *allant*, courageux, mais d'une ardeur facile, sans nervosité ni méchanceté. La robe, peu voyante, sera plutôt foncée que claire, d'un ton franc, sans plaques lavées; les robes blanches ou celles qui sont disposées à le devenir sont une cause d'inadmission.

Poussant plus loin l'analyse, nous dirons qu'il convient de rechercher : la tête carrée, bien placée et bien attachée; l'encolure de longueur moyenne, droite et musclée; le garrot très bien sorti; le dos d'une longueur moyenne, droit et horizontal; le rein très court, large, bien attaché et musclé; le poitrail large, sans excès; la poitrine haute et profonde; le flanc rempli et court; le ventre arrondi, la hanche dessinée; la croupe longue et puissante; les rayons supérieurs des membres longs, obliques et fortement musclés; les articulations larges, épaisses; les tendons secs, nets, denses, détachés, et enfin, des pieds irréprochables.

En Belgique, les légères différences dans la charge et dans le travail que l'on impose au cheval des divers régiments de cavalerie ne justifient pas complètement les écarts que l'on observe dans la taille. Dans les régiments de chasseurs, le cheval qui n'a que 1^m,52 à 1^m,54 lutte difficilement en vitesse et en fond avec ceux des lanciers dont la taille est de 1^m,54 à 1^m,56, et surtout avec ceux des guides qui ont de 1^m,56 à

1m,60([1]). Car dans les petites tailles il serait difficile de trouver suffisamment de chevaux d'une ampleur suffisante, doués de vitesse et de fond, pour répondre aux besoins; d'autant plus que les petits chevaux qui jouissent de ces qualités ont une valeur commerciale élevée.

D'un autre côté, la cavalerie, dans les charges, étant destinée à produire un effet de *masse*, il importe que les chevaux aient de la taille, du volume et de la puissance musculaire; les petits chevaux ne répondraient que très imparfaitement à ces conditions.

Les chevaux de *selle d'artillerie* doivent réunir les mêmes caractères, tout en recherchant pour eux un tempérament plus calme et surtout facile au montoir; ils auront aussi un peu plus d'ampleur, car à un moment donné on peut devoir les mettre au trait.

Les chevaux de *gendarmerie* sont plus forts, plus épais et d'un tempérament plus froid.

Cheval d'officier. — Le cheval de tête ou d'officier doit être le meilleur parmi les bons et le plus élégant parmi les beaux. Aujourd'hui le *destrier* et le *palefroi* n'ont plus leur raison d'être; il convient, au contraire, que des deux chevaux dont l'officier est propriétaire, si l'un peut, au besoin, n'être qu'un cheval de manœuvre, qu'un cheval d'étape, le second doit être une bête de sang ou à peu près de sang, ayant fait ses preuves en vitesse et en fond, qu'il soit capable de fournir de longues chevauchées, de faire rapidement des reconnaissances à grandes distances; il doit, de plus, être très bon sauteur, ne se rebutant devant aucun obstacle et ne s'effrayant de rien.

---

[1] Dans l'artillerie, la taille des chevaux de selle est de 1m,53 à 1m,56; celle des chevaux de trait irlandais de 1m,50 à 1m,56 et celle des chevaux de trait indigènes de 1m,48 à 1m,55.

Cheval de trait d'artillerie. — Le cheval de trait d'artillerie du pays a $1^m.48$ à $1^m.55$; on le choisit parmi les ardennais. On lui pardonne des formes moins élégantes, une tête plus forte, une encolure plus courte, un garrot moins bien sorti, la ligne dorso-lombaire moins correcte dans sa direction, voire même dans ses attaches, une croupe plus oblique, une épaule plus droite et plus épaisse, mais il doit avoir de bons membres, de bons pieds, une poitrine vaste, des allures franches, rapides; il doit aussi être résistant à la peine et être d'un tempérament calme, donnant sans hésitation le coup de collier.

Pour le cheval de trait d'artillerie, les chevaux trapus valent-ils autant, ou plus que le cheval à formes plus sveltes? On prétend, et non sans raison, que les premiers donnent le coup de collier avec autant de franchise et moins de brusquerie que les seconds, et surtout qu'ils soutiennent et retiennent mieux les pièces dans les plans inclinés, dans les accidents de terrain. D'autre part, il semblerait que pour les batteries à cheval, les formes moins lourdes, moins massives, conviennent mieux, d'autant plus que dans certaines circonstances le cheval passe du trait à la selle et de la selle au trait; en outre, il doit suivre la cavalerie dans des évolutions. Toutes ces considérations ont été examinées lorsqu'il s'est agi de substituer le cheval irlandais au cheval ardennais. Cette substitution est logique. Il est néanmoins regrettable que des mesures ne soient pas prises pour retenir et conserver dans le pays les meilleurs produits ardennais que l'étranger vient enlever à des prix élevés et aux premières périodes de la vie.

Causes rendant le cheval impropre au service de la selle. — Il est des hippophiles qui s'enthousiasment à la vue d'une belle région, d'une belle épaule, d'un beau jarret et dès lors ferment les yeux sur toutes les autres parties du cheval. Il en est d'autres, au contraire, qui condamnent irrévocablement parce qu'un point est défectueux, ce point fût-il secondaire. La vérité ne se trouve pas dans les extrêmes. Ainsi, à quoi servirait une région, fût-elle l'idéal de la beauté, si elle est entourée d'autres régions mal conformées? Pour ce qui concerne une défectuosité, on ne doit se prononcer que lorsqu'on s'est assuré qu'elle est *absolue* ou *relative* à l'usage déterminé.

On rejettera tout cheval dont la configuration générale le rend inapte au service auquel il est destiné; on écartera même celui qui, bien que présentant une conformation dénotant une certaine aptitude, s'éloigne trop soit par la taille, soit par l'ampleur du type adopté dans une unité tactique. Les chevaux mal proportionnés, bas du devant, à encolure courte ou trop longue et grêle, à poitrine étroite, au rein long, mal attaché, au ventre levretté, les chevaux ficelés, décousus, à membres grêles, à tendons faibles, à pieds mauvais; ceux dont les aplombs sont défectueux, dont les allures sont raccourcies ou irrégulières; ceux dont le caractère est difficile, irritable, vicieux ou méchant, les juments chatouilleuses; ceux qui portent une tare quelconque de nature à nuire aux allures, ou toute altération d'organes pouvant entraver la bonne exécution des fonctions les plus importantes à la vie.

Il est prudent de se défier d'un cheval maigre dont le poil est piqué et la peau adhérente, il est également prudent de se méfier d'une bête chargée de graisse.

Méthode rationnelle pour apprécier le cheval. — Nous disions plus haut que pour apprécier un cheval, il fallait des connaissances théoriques et une longue expérience nourrie d'observations. Si les premières peuvent s'acquérir par l'étude, l'expérience n'est ordinairement que le fruit des années. En attendant, le jeune amateur est livré aux caprices du hasard ou aux pièges de l'ignorance.

M. *Tabourin*, par la méthode synthétique que nous allons résumer, a réussi à écarter certaines difficultés sérieuses et à permettre de résoudre le problème suivant :

« Un cheval étant donné, juger par son examen extérieur
« de ses qualités de formes et de fond, et par suite, de la
« valeur et de la durée de ses services »

Deux choses sont à considérer : la *forme* et le *sang*.

Caractères indicateurs de la forme. — La vitesse dépend de l'étendue de terrain entamée par les membres, de la rapidité des mouvements et de la force d'impulsion communiquée à la masse. Or, l'impulsion qui pousse le corps en avant a spécialement son point de départ dans le *jarret*. Des membres postérieurs elle passe à la colonne vertébrale, puis au train antérieur ; l'encolure et la tête forment un balancier réglant les mouvements, et les membres antérieurs reçoivent le choc. D'après ces considérations, M. Tabourin distingue cinq organes principaux dans l'acte de la locomotion, et comme décidant d'une façon presque complète de la bonne ou de la mauvaise conformation du cheval ; ce sont les suivants :

1° Organe d'impulsion : le jarret ;

2° Organe de transmission : le rein ;

3° Organe de sustentation : les tendons antérieurs ;

4° Organe d'ambulation : l'épaule ;

5° Organe de direction : le cou et la tête (balancier) ; et il formule le principe suivant pour le cheval de selle :

La valeur d'un cheval est proportionnelle à la largeur et à l'épaisseur du jarret, à la brièveté et à la largeur du rein, à la grosseur et à l'écartement du tendon antérieur, à la longueur et à l'obliquité de l'épaule, à la longueur de l'encolure et à la légèreté de la tête.

Caractères indicateurs du fond. — La vigueur et le fond du cheval dépendent de son système nerveux: celui-ci est le grand ressort de la machine.

La puissance nerveuse ne peut être mesurée qu'indirectement, c'est-à-dire d'après la puissance des organes qu'elle tient sous sa dépendance, à savoir les muscles et certains organes des sens.

En effet, l'œil donne la mesure de la vigueur, de l'énergie; l'oreille, par ses mouvements rapides, indique le degré d'activité du système musculaire et des rapports que l'animal entretient avec tout ce qui se passe autour de lui; enfin, la peau, par sa finesse, par sa sensibilité, par le soyeux des poils qui la garnissent et par l'abondance des vaisseaux sanguins, indique le développement intensif des tissus.

Quant au système *musculaire*, il est l'esclave du système nerveux avec lequel il est toujours en rapport, par son énergie et par sa vigueur. Or, les muscles doués d'un pouvoir contractile prompt et énergique sont d'un tissu ferme, élastique, ils se dessinent nettement sous la peau. Enfin, la queue, ce *dynamomètre* à la portée de tout le monde, donne, par l'énergie avec laquelle elle s'oppose à la main qui cherche à la soulever ou par la façon dont elle se détache et se dresse, la mesure de la vigueur dont l'animal est susceptible. Ces caractères sont confirmés par la puissance avec laquelle tous les mouvements s'opèrent.

De ces considérations M. Tabourin déduit la formule suivante :

La valeur d'un cheval, pour le fond, est proportionnelle à la vivacité de son regard, à la mobilité de son oreille, à la finesse de sa peau, à la fermeté de ses muscles et à la raideur de sa queue.

Expression numérique des qualités de forme et de fond du cheval. — Afin de donner plus de précision à l'examen du cheval, M. Toussaint a dressé un état dans lequel chacun des principaux facteurs est coté ; il arrive ainsi à faire une classification en très bon, bon, médiocre, mauvais.

Voici ce tableau, que l'on devrait, à notre avis, compléter en y ajoutant d'autres régions importantes, notamment le pied et la poitrine, ainsi qu'un élément précieux d'appréciation les allures.

FORME.					FOND.			
ORGANES.	Très-bon.	Bon.	Médiocre.	Mauvais.	ORGANES.	Très-bon.	Bon.	Médiocre.	Mauvais.
Jarret	4	3	2	1	Œil	4	3	2	1
Rein	4	3	2	1	Oreille	4	3	2	1
Épaule	4	3	2	1	Peau	4	3	2	1
Tendon	4	3	2	1	Muscles	4	3	2	1
Balancier . . .	4	3	2	1	Queue	4	3	2	1
TOTAUX.	20	15	10	5	TOTAUX.	20	15	10	5

XI.

EXAMEN DU CHEVAL EN VENTE.

Comment achète-t-on un cheval ? — Acheter un cheval paraît être chose bien simple; elle pourrait l'être, en effet. Mais en réalité, telle que cette opération se pratique généralement, elle est entourée d'inconnues, hérissée de difficultés, et elle est souvent suivie de pénibles déconvenues. Celui-là surtout qui intervient à titre de conseil assume une périlleuse responsabilité.

Elle serait simple si entre vendeur et acheteur il existait ce principe de bonne foi qui ferait que le premier présenterait son animal tel qu'il est naturellement, ne faisant rien pour en masquer les défauts, n'en exagérant pas les qualités par une préparation *ad hoc* et par un surcroît de déclamations élogieuses. Mais il faut prendre l'homme tel qu'il est : en ce qui concerne les transactions en chevaux, la conscience ne manque pas de prétextes à accommodements qui répugneraient en toutes autres circonstances. Se défier de son meilleur ami est un dicton populaire qui, dans une note exagérée, sans doute, en caractérise néanmoins la portée.

De plus, le cheval est, par sa nature, une marchandise complexe composée de facteurs nombreux et divers qui en rendent l'estimation difficile et essentiellement variable selon les goûts et les sentiments de chacun.

Quoi qu'il en soit, qu'il ait affaire à un éleveur ou à un marchand, l'acheteur aura à lutter souvent contre l'habileté et la finasserie, il aura à déjouer même la ruse et la fraude. Il existe incontestablement des marchands consciencieux et honnêtes, mais l'acheteur se trompe sur la valeur de ce mot. Il veut un cheval sans défaut, un cheval parfait! Or, il n'en existe pas! Et le mot perfection appliqué au cheval n'a qu'une valeur bien relative. Le vrai connaisseur seul sait pardonner une tare sans gravité ou une défectuosité sans importance. Le marchand fait valoir sa marchandise au mieux de ses intérêts, c'est son droit; il n'en divulgue point les défauts, on serait mal venu de lui en faire un grief, à moins cependant qu'il ne fasse usage de moyens frauduleux pour les cacher, ou qu'il donne des garanties qu'il nierait le lendemain.

Il incombe donc à l'acheteur de s'entourer de lumières et de faire appel à ses connaissances théoriques. Mais celles-ci pourraient ne pas sortir tous leurs effets, si l'amateur n'était pas familiarisé avec les conditions dans lesquelles on lui *présentera* l'animal.

Chez le marchand. — Les établissements de marchands de chevaux sont généralement disposés avantageusement pour ce genre de commerce. En entrant dans les écuries, où la lumière n'est pas toujours répandue à profusion afin de ne pas éclairer les détails, les regards sont tout d'abord flattés par un assemblage de couleurs vives provenant des couvertures des surfaix et des licols. Puis un va-et-vient d'un personnel nombreux qui, sans en avoir l'air, tient les animaux en éveil, les fait se déplacer, les empêche de s'abandonner à eux-mêmes et de s'oublier dans des attitudes révélatrices d'un vice ou d'une maladie quelconques. Tout cela se fait avec un naturel capable de tromper l'esprit le plus fin non prévenu. Au milieu de tous ces personnages comparses, pontifie le grand maître.

Les marchands de chevaux étaient, il n'y a pas longtemps encore, des personnages, des individualités, jouant leur rôle sous des incarnations différentes. Aujourd'hui, ils ressemblent à tout le monde. Les uns sont sérieux, parlent peu, n'insistent guère auprès du client : ils ont l'air de ne pas être pressés de vendre ; les autres vantent à outrance leur marchandise tout en flattant l'acheteur par des éloges sur ses connaissances, sur son habileté équestre...... Entretemps ils usent et abusent du fouet, du tambourinement de chapeau, de heurts contre les portes, tout en apostrophant les grooms et leur donnant des ordres que d'avance on leur a défendu d'exécuter.

Un cheval est-il désigné pour être montré, aussitôt plusieurs grooms l'entourent : l'un muni d'une brosse, un second d'une éponge, un troisième met le bridon, les genouillères, pendant que l'on introduit l'inévitable gingembre (¹). Tout ce déploiement d'apprêt occupe le cheval et le plus indocile reste calme. Pendant ce temps, le marchand distrait l'acheteur en lui faisant voir d'autres chevaux.

Lorsque la toilette est achevée, on fait sortir vivement l'animal, et on le conduit sur une partie de la cour, près d'un mur ; c'est le lieu de la *montre*. Le niveau en est plus élevé, un peu incliné, de façon à mieux faire ressortir la taille et notamment le garrot. Là, le groom qui, d'ordinaire, est petit de taille — afin que le cheval paraisse plus grand — le *place* et le fait se *camper* tout en lui relevant et maintenant la tête haute. Cette attitude plaît généralement ; elle a aussi pour

---

(¹) Outre le *port de queue*, effet momentané que produit le gingembre, cette substance provoque aussi une excitation générale qui rend l'œil plus vif et donne à la physionomie une expression de vigueur et d'énergie.

Les genouillères constituent un ornement ; elles forcent aussi le cheval à lever les membres d'une façon plus accentuée.

effet de faire disparaître les défauts d'aplomb. Dans tout cela, le cheval se prête avec une grâce charmante, car lui aussi connaît son rôle; et ce qu'il fait, il l'a appris par une série de répétitions préalables.

Le met-on en mouvement, rarement on le laissera marcher sans l'exciter par la cravache ou la chambrière, ce qui lui fait précipiter son pas, le fait sauter et rend par conséquent difficile la constatation des irrégularités d'allures. Si on le fait trotter à la main, on l'excite de la voix, ou en frappant du pommeau de cravache, soit le chapeau, soit les portes, soit aussi en faisant claquer la chambrière, pendant que le groom le retient par le bridon, ce qui le force à relever les membres, à accentuer les mouvements tout en leur donnant du brillant, et à simuler une énergie qui peut n'être que factice.

Si on le monte, un écuyer habile le pousse vigoureusement en développant les allures, mais cela pendant quelques minutes seulement. Il en est de même si on le met au harnais.

Le grand talent du marchand est peut-être moins de connaître le cheval que de savoir juger instantanément les gens qui se présentent pour acheter. Selon que l'amateur manifeste le désir d'avoir un cheval vif ou calme, le même animal sera présenté de façon à satisfaire les goûts du client.

Ces préparatifs et cette mise en scène, n'ont, à proprement parler, rien de répréhensible; ils font partie *obligée* de la montre; l'acheteur doit savoir distinguer le vrai du faux. Mais là où l'habileté devient de la fraude, là où le marchand devient un maquignon, c'est lorsqu'il emploie des moyens que la délicatesse et l'honnêteté réprouvent, tels, par exemple, que de masquer une fente du sabot par du mastic, de teindre le genou d'un cheval couronné, de buriner les dents, de faire prendre des narcotiques aux chevaux méchants, etc.

Comment on doit procéder à l'examen d'un cheval en vente. L'acheteur doit, avant tout, être bien fixé sur le genre de cheval qu'il désire et sur le prix qu'il veut mettre. En se rendant chez le vendeur, il doit être bien pénétré que tout ce qu'il verra aura préalablement été étudié, combiné. Mais lui aussi aura un rôle à jouer : et ce rôle consistera à s'observer, à ne laisser rien lire de ses impressions, à ne pas laisser deviner ses sentiments. S'il doit éviter des manifestations d'enthousiasme, il doit aussi et surtout s'abstenir de critiquer les chevaux, d'appeler ostensiblement l'attention sur les défectuosités, ou même d'entrer en discussion avec le marchand, de se poser, en un mot, comme connaisseur. Il fermera l'oreille à toutes les insinuations flatteuses qui seront adressées à son bon goût, à ses connaissances; il exigera qu'on lui montre le cheval comme il le désire et non pas comme le désire le vendeur.

L'animal doit être vu lorsqu'il est *à froid*, car, après le travail, certaines irrégularités d'allures disparaissent. L'acheteur, en entrant à l'écurie, aura soin de constater l'état de la peau : si elle est sèche ou si un certain degré de moiteur dénote un exercice récent.

D'un coup d'œil il embrasse l'ensemble de la stalle ou du box : régularité de la litière, moyens d'attache, genre de licol, de façon à s'assurer s'il n'existe aucun indice que le cheval mord, frappe, se délicote ou tique. Puis il s'approche prudemment de l'animal, étudie son caractère en suivant le mouvement et l'expression des oreilles, des yeux, de la tête et même des membres; il ne le touchera qu'après l'avoir prévenu de la voix. Il ne le perdra pas de vue un seul instant pendant qu'on le bride. Lorsqu'on lui fera faire demi-tour, tous les mouvements, surtout ceux des membres, seront analysés. Si l'écurie est suffisamment éclairée, on verra une

première fois les yeux et l'examen de ces organes sera minutieusement complété lorsqu'on aura fait avancer l'animal sur
le seuil de la porte. Puis, tout en déterminant l'âge, on s'assurera de la régularité de l'arcade dentaire [tic avec usure]
et des organes contenus dans la bouche, on passera la main
dans l'auge. Lorsque l'animal sera à la *montre*, sur la cour,
on ne s'arrêtera pas aux effets que le groom cherche à produire en exagérant le *placer* et en provoquant même le
camper; on verra la configuration générale, le style des
formes, les lignes supérieures, les proportions; puis on fera
prendre une attitude moins campée, la station régulière, de
façon à pouvoir juger des aplombs. Pour cet examen on ne
doit pas se placer trop près; on juge mieux lorsqu'on se
trouve à quelques pas de distance. On fait ainsi le tour; après
cela, on passe la main le long de la ligne dorso-lombaire,
puis le long des tendons; on fait lever successivement les
quatre pieds, dont l'examen réclame une attention particulière. On profitera du moment où un membre est levé pour
jeter un regard sur la région inférieure du ventre et sur
l'entre-cuisse [hernie, tumeur, castration].

L'examen de pied ferme étant achevé, on *ordonnera* de
faire marcher le cheval au pas. Par la lenteur des mouvements, cette allure se prête à l'analyse. Aussi doit-on particulièrement s'y attacher, d'abord lorsque l'animal marche
en ligne droite, puis au moment où il fait demi-tour. On
s'efforcera d'obtenir du marchand *qu'il laisse* marcher tran-
quillement le cheval sans le faire sauter. On ne fera continuer
la *montre* à une autre allure que lorsque le cheval aura
marché un temps suffisamment long à un pas franc, bien
assis, qui permette d'analyser le jeu des articulations, la
projection des membres, le poser des pieds.

On fera ensuite prendre l'allure du trot, en se montrant

tout aussi exigeant, c'est-à-dire en empêchant que l'on ne
fasse sauter, bondir l'animal; il faut que le groom tienne les
rênes longues en s'abstenant de faire usage de sa cravache et
que le marchand laisse sa chambrière en repos. L'examen
à ces deux allures, après avoir été fait sur la terrasse de la
cour, sera renouvelé sur le pavé.

Cheval monté. S'agit-il d'un cheval de selle, on assiste à la
mise de la bride et de la selle, on s'assure aussi si l'animal se
laisse approcher par le cavalier sans démonstration hostile et
si celui-ci met le pied à l'étrier et prend assiette sur la selle
sans provoquer de défense. L'examen est continué par les
allures du pas, puis du trot et, enfin, du galop alternativement sur la terre et sur le pavé, sans oublier le saut d'obstacles. Si, d'emblée, l'animal marche les allures franchement, c'est une présomption en sa faveur. Ainsi le pas doit
être marché sans être sauté ni trottiné, le trot doit être
régulier sans être entremêlé de mouvements de galop, et le
galop franc, énergique, ainsi qu'il a été dit dans la description
de ces différentes allures. N'acceptez que sous bénéfice d'in-
ventaire les protestations du vendeur, à savoir : que si le
cheval ne marche pas bien le pas, si cette allure est raccourcie, précipitée, c'est, dira-t-il, que le cheval est excité, qu'il
est près de son écurie, qu'il n'a pas l'habitude d'avoir un
cavalier sur le dos ou que le cavalier ne sait pas en tirer
parti, etc. Ayez l'air d'écouter, sinon d'accepter toutes les
bonnes raisons, mais n'en persistez pas moins à exiger que le
cheval fasse ses preuves.

Enfin, l'amateur ne peut négliger de monter lui-même le
cheval et de le soumettre à un essai sérieux, et cet essai doit
toujours être fait, non après, mais avant de conclure le
marché. Certes, c'est beaucoup que le cheval réponde aux

bonnes conditions de statique et de dynamique, mais il importe aussi qu'il *convienne* au cavalier appelé à s'en servir et que le cavalier lui-même convienne au cheval.

Au harnais. Si c'est un cheval destiné à l'attelage on procédera de la même façon, avec la même méthode en le voyant en main d'abord, puis sous le harnais, aux traits.

Dans l'un et dans l'autre cas, après l'exercice, on s'assurera que les naseaux ne sont pas trop agités, que les flancs sont relativement calmes et qu'ils ne sont le siège d'aucun mouvement irrégulier.

S'il s'agit d'une paire de chevaux, les conditions d'appareillement reposent surtout sur : les similitudes de taille, d'ampleur et l'analogie des grandes lignes, l'étendue et la rapidité des mouvements, c'est-à-dire ce qui donne non seulement la vitesse, mais aussi la *façon* de marcher propre à chaque animal. Au point de vue de l'appareillement la taille a trois points de repère : la croupe, le garrot et la tête.

Dans les remontes pour les chevaux de trait d'artillerie, si l'on ne peut soumettre chacun des chevaux à l'essai, on exige la garantie par écrit qu'ils s'attellent, qu'ils sont francs du collier.

XII.

DE LA REMONTE.

La remonte est le terme employé là où il y a une population chevaline de quelque importance pour désigner les opérations d'achat nécessaires afin de combler les vides créés par la réforme ou par la mortalité.

La remonte se fait selon différents systèmes.

Elle peut être faite par adjudication publique pour toute l'armée, la réception ayant lieu d'après un cahier des charges et par une commission unique. Ce système offre plusieurs inconvénients, dont un des principaux est la monopolisation en faveur d'une personne riche ou en faveur de marchands associés; il écarte donc forcément la concurrence.

Diviser, fractionner l'adjudication, la réduire même à une unité, c'est faire appel à tous, marchands et éleveurs; c'est établir la concurrence et celle-ci, d'ordinaire, est favorable aux intérêts de l'acheteur. Une seule objection est à présenter et elle est sérieuse : n'est-il pas à craindre que la multiplicité d'origine n'entraîne la diversité dans les formes, l'hétérogénéité dans l'ensemble et ne détruise l'homogénéité que nous avons déclarée si nécessaire entre tous les éléments actifs d'une unité tactique?

Depuis 1872, les régiments procèdent eux-mêmes à la remonte de leur effectif; d'excellents résultats ont été obtenus. Les chevaux sont présentés à la caserne, on évite les foires et les marchés; on pourrait tout au plus se rendre chez le marchand et chez l'éleveur, notamment pour le cheval indigène. Les essais faits en envoyant des commissions en pays étrangers n'ont pas été suffisamment encourageants. Il est un point important dans la formation des commissions chargées de faire les achats ; c'est de les constituer de façon à bien préciser, à bien déterminer les responsabilités.

Les commissions composées d'un grand nombre de personnes nous paraissent ne pas répondre à toutes les conditions parce que la responsabilité y est divisée, éparpillée. Or, la responsabilité en collaboration devient fatalement anonyme, c'est-à-dire insaisissable. Ce principe est surtout vrai pour les achats de chevaux, car dans ce choix les impressions personnelles, les caprices, la fantaisie même, jouent un rôle d'autant plus grand que les avis sont plus nombreux. La commission qui semble donner le plus de garantie est celle qui serait composée de trois membres : le commandant de régiment, le commandant d'escadron ou de batterie et le médecin vétérinaire.

Examen des chevaux à acheter pour la remonte. — Lorsqu'on a à acheter un grand nombre de chevaux à la fois, il est difficile de suivre minutieusement et dans tous ses détails la méthode que nous avons indiquée plus haut à propos du choix d'un ou de deux chevaux; cependant, on s'en écartera le moins possible. La mission de l'officier de remonte exige un coup d'œil exercé, un jugement prompt et sûr et cela d'autant plus que l'on a affaire à de jeunes chevaux dont il faut moins apprécier le présent que préjuger l'avenir. Nous recommandons de ne pas admettre à l'examen des chevaux qui ont fait, le *jour même*, une étape plus ou moins longue. Les chevaux doivent être vus *à froid*, sinon on s'expose à des déconvenues, par exemple à ne pas constater les boiteries qui disparaissent par le travail, la méchanceté, la rétivité ou d'autres vices peu ou point manifestes pendant que l'animal est fatigué.

D'un autre côte, il est vrai de dire que les chevaux qui se présentent bien après avoir fait une étape, inspirent une plus grande confiance; mais cet avantage ne compense pas les inconvénients signalés plus haut.

Époque de l'année à laquelle il convient de faire la remonte. — L'époque la plus favorable, en vue de l'acclimatement et des complications qui en sont les conséquences ordinaires, en vue aussi de bonnes conditions de mise au travail et de dressage, est le printemps ou le commencement de l'été. Les jeunes animaux peuvent ainsi vivre pendant une grande partie de la journée au grand air, et l'on peut s'approvisionner d'aliments verts pour ceux qui deviendraient malades.

Pour les chevaux de trait indigènes les achats se font plus avantageusement vers la fin de l'année.

Âge. — L'âge auquel il conviendrait d'introduire les chevaux dans le régiment est celui qui correspond au complet développement de tous les organes et qui précède la période de fatigue et d'usure, c'est-à-dire celui qui permettrait de retirer du cheval un travail immédiat. Mais, à cet âge, qui correspond environ à 6 ans, les chevaux ont atteint leur maximum de valeur commerciale et les propriétaires ne s'en dessaisissent que contre un prix élevé. De là la nécessité de les acheter jeunes, ou de fermer les yeux sur certaines tares. Dans l'alternative et en temps de paix il est préférable de prendre des chevaux de 4 ans; d'autant plus que, dans un escadron où la mortalité n'a pas creusé de trop grands vides, le chiffre de chevaux de cet âge ne représenterait qu'une minime proportion.

Le cheval de trait de race indigène peut être acheté à 3 ¹/₂ ans.

HYGIÈNE.

L'hygiène comprend l'étude des conditions de santé et l'ensemble des moyens propres à la conserver.

La santé résulte de l'exercice régulier des fonctions.

L'hygiène des animaux ne correspond pas exactement à celle de l'homme. Celle-ci n'a en vue que la conservation de la santé ; celle-là vise bien aussi le même but, mais en tolérant, en outre, et même en cherchant à rendre possibles certaines conditions extra-physiologiques qui, sans compromettre l'existence, permettent de retirer de l'animal une plus ou moins grande somme de produits, sous formes soit de travail, soit de graisse, soit de lait, etc. [zootechnie]. Notre point de vue se bornant à l'animal de travail, au cheval auquel on ne demande que la locomotion, trois grandes activités dominent le cadre de notre étude, à savoir : le cheval *respire*, *mange* et *travaille*. Il importe d'étudier ces grandes activités dans leur fonctionnement, de rechercher quels en sont les facteurs, quelles sont les conditions qui les favorisent et quelles sont celles qui leur sont nuisibles.

I.

DE LA RESPIRATION.

Cette fonction consiste dans l'introduction d'une certaine quantité d'air dans la poitrine. Elle a pour but de mettre, par l'intermédiaire des poumons, l'oxygène — l'agent actif — en contact avec le sang et de produire ainsi les combustions nécessaires aux transformations intimes de la nutrition. C'est là le phénomène le plus essentiel à l'entretien de la vie.

L'appareil respiratoire a pour organe principal le poumon. Celui-ci est logé dans la poitrine et communique avec l'extérieur au moyen de la trachée et des cavités nasales. La trachée, en arrivant dans le poumon, se divise et se subdivise en tubes de plus en plus étroits appelés *bronches*. Les dernières ramifications sont très fines et aboutissent à une sorte d'ampoule ou utricule dont la paroi, d'une minceur extrême, est pourvue d'abondants vaisseaux capillaires sanguins. L'air, en s'engouffrant dans les bronches, arrive jusqu'à ces ampoules qu'il fait se dilater et va ainsi se mettre en contact avec le sang qui circule dans l'épaisseur de la paroi. C'est là que se fait l'échange entre les gaz du sang et l'oxygène de l'air venu du dehors.

La peau prend aussi une part active aux phénomènes de la respiration.

L'air atmosphérique est répandu autour du globe : sa densité va en diminuant au fur et à mesure que l'on s'élève. Il est formé d'un mélange de 20,9 volumes d'oxygène et de 79,1 volumes d'azote. À ces éléments essentiels s'en ajoutent d'autres dont la quantité, toujours très faible, varie selon les circonstances et selon les localités ; tels sont : l'acide carbonique [3 à 6 dix millièmes], la vapeur d'eau, des gaz dont la présence peut se rapporter à des conditions locales, des corpuscules vivants, des détritus organiques et des poussières inorganiques.

Air expiré. — Lorsque l'air sort de la poitrine, sa constitution a subi des modifications dont la plus importante consiste dans la perte de 4 à 5 °/₀ d'oxygène et dans le gain d'une égale proportion d'acide carbonique.

En 24 heures, le cheval au repos consomme 4250 litres d'oxygène, ce qui correspond à 20 mètres cubes d'air, si celui-ci se renouvelle constamment, et à 120 mètres cubes, s'il est enfermé. De plus, si l'air expiré se mêle à l'air du local, il altère la masse, ce qui ferait monter à 600 mètres le volume d'air nécessaire, si l'écurie était hermétiquement fermée. Le travail augmente la dépense d'oxygène en raison de son intensité.

Air confiné. — On réserve cette dénomination à l'air renfermé d'un local dans lequel vivent des animaux en plus ou moins grand nombre.

L'air confiné est surchargé d'acide carbonique ; il est pauvre en oxygène ; il renferme, en outre, de l'azote, de l'hydrogène carboné et sulfuré, de l'ammoniac, ainsi que des produits miasmatiques. Un local qui renferme de 2 ¹/₂ à 3 °/₀₀ d'acide carbonique est malsain ; à 3 °/₀, il fait souffrir le cheval ; à 4 °/₀, le malaise est manifeste.

L'air confiné tient aussi en suspension des matières organiques. Il est donc impropre à la respiration ; ses effets se traduisent par des maladies infectieuses graves. L'aération est le seul remède, si l'on ne peut éviter l'encombrement.

Miasmes. — Le mot miasme a perdu considérablement de sa valeur depuis qu'il a été démontré que le contage est produit par les microbes qui pullulent dans l'atmosphère.

Les miasmes sont des agents nocifs de forme et de composition indéterminées, qui, introduits dans un organisme prédisposé, y déterminent une maladie spécifique.

On distingue trois sortes de miasmes :

1° Le *miasme tellurique* : c'est le miasme qui cause la fièvre pernicieuse ; on l'a aussi nommé miasme palustre ;

2° Le *miasme animal* : c'est celui qui infecte les atmosphères confinées dans lesquelles ont séjourné un grand nombre d'animaux sains ;

3° Le *miasme nosocomial* : c'est celui qui émane d'animaux malades ; il sème et propage l'infection dans les écuries.

Les miasmes pénètrent dans les organismes sains par toutes les voies absorbantes, notamment par les poumons et la peau.

Agents météoriques. — L'action de l'air n'est pas toujours et partout identique ; elle varie selon la température, la densité, l'hygrométricité, selon l'état électrique, lumineux, etc.

Température. Les animaux ont une température qui leur est propre [37°,5 à 38° chez le cheval] et qui, chez ceux à sang chaud, ne varie que dans d'étroites limites en dehors desquelles la santé souffre au point de mettre la vie en danger. Ce n'est pas seulement la chaleur et le froid qui agissent sur les êtres vivants, ce sont aussi les phénomènes météoriques [vent, pluie, etc.]. Ainsi, le thermomètre n'est pas sensible de la même façon que les animaux, et bien souvent lorsqu'il reste stationnaire ou indifférent, ceux-ci éprouvent des sensations de froid ou de chaleur : c'est qu'alors le vent, l'humidité, etc., interviennent.

A notre point de vue, il ne sert pas à grand'chose de connaître la température *moyenne* [lignes isothermes] prise d'après des relevés quotidiens. Ce qu'il importe de connaître, ce sont les températures extrêmes, les *maxima* et les *minima* de l'air libre et de l'air des habitations.

La température la plus favorable est celle de 10° à 15° et même de 20° au grand air. Le cheval se fait très bien à une température moins élevée lorsqu'il est en mouvement, mais il souffre d'une chaleur de 25° et au delà.

L'air *chaud* [20° et au-dessus] est plus raréfié, fournit à la respiration une quantité d'oxygène relativement moindre et il appelle le sang vers la périphérie du corps.

S'il est *chaud* et *sec*, il favorise les fonctions, surtout celles de la peau et les excite même, s'il ne dépasse pas un certain degré. Mais au delà de 25°, il produit l'effet contraire, c'est-à-dire qu'il irrite, puis affaiblit l'action nerveuse, paralyse les fonctions digestives, fait perdre l'appétit, rend la soif intense et la sécrétion urinaire presque nulle.

L'air *chaud* et *humide* est pauvre en oxygène ; il diminue et entrave les fonctions de la peau et des poumons, rend la respiration lourde, les combustions incomplètes et la nutrition moins active. Il est profondément débilitant ; il rend les animaux mous, sans énergie.

L'air *sec* est *frais* de 0° à + 6° ; il est modérément froid de 0° à — 6°. L'air sec et *frais* est riche en oxygène : c'est un excitant général, surtout pour les fonctions internes [respiration et digestion], partant il rend la nutrition plus active et contribue à donner aux animaux de l'énergie et de la vigueur.

Si le froid est trop intense, le poil se hérisse, se pique, le sang reflue vers l'intérieur, les fonctions de la peau deviennent insignifiantes. Ce froid produit un malaise que le cheval traduit par des frissons, des tremblotements, par le rapprochement des membres et la voussure du dos.

L'air *froid* et *humide* est funeste à la santé. Il diminue et arrête les fonctions de la peau, dont les produits de transpiration se condensent à sa surface; il embarrasse la respiration pulmonaire, provoque des refroidissements, des catarrhes et une paresse dans la nutrition; les conséquences sur la santé sont: les œdèmes et les maladies se rapportant à l'anémie et à l'hydropisie.

Densité de l'air. — La densité de l'air diminue à mesure que l'on s'élève; si la raréfaction est poussée à l'excès et surtout brusquement, l'équilibre se rompt et des hémorragies se produisent. Dans l'air raréfié, la respiration est accélérée, fatigante; dans l'air dense, au contraire, plus riche en oxygène, la respiration est facile, aisée.

La lumière est nécessaire; c'est un excitant énergique général qui favorise et active toutes les fonctions. Elle donne la vigueur et l'énergie. Dans l'obscurité, les fonctions languissent, les tissus se décolorent, s'étiolent, les poils poussent démesurément et les animaux deviennent anémiques, sans énergie, sans résistance au travail.

Le séjour prolongé dans une écurie obscure est nuisible à la vue. De même aussi la lumière trop vive des rayons directs du soleil cause des troubles visuels et provoque parfois des phénomènes nerveux.

L'électricité répandue en petite quantité dans l'atmosphère est favorable à la santé par la formation d'ozone qu'elle provoque. En grande quantité, elle rend l'air lourd.

déprime le système nerveux, affaiblit l'action musculaire. L'électricité accumulée [la foudre] produit des accidents mortels soit par commotion, soit par brûlure.

Les **vents** modifient la composition de l'air par les mouvements qu'ils impriment aux différentes couches; ils activent l'évaporation, amènent des refroidissements. Trop intenses ou violents, ils gênent mécaniquement la respiration. Aussi est-il fatigant de marcher contre le vent. De plus, ils joignent à ces propriétés celles de l'atmosphère sous le rapport de la chaleur, de l'humidité, selon leur origine; ils sont en quelque sorte le véhicule de ces facteurs météoriques.

La **pluie**, bienfaisante lorsqu'elle survient pendant les chaleurs et qu'elle n'est pas de trop longue durée, peut, par sa persistance, agir comme l'humidité.

Les **brouillards** imprègnent l'économie par les vésicules d'eau dont l'atmosphère est saturée; leur action est plus intense, plus pénétrante que celle de la pluie. Ils refroidissent la peau, arrêtent ou empêchent ses fonctions, rendent les chevaux mous, enclins aux maladies, aux rhumatismes. Ils sont surtout nuisibles dans le voisinage des marais et sont plus dangereux en été qu'en hiver.

Le brouillard sec agit par les matières pulvérulentes que l'atmosphère renferme.

La **rosée** exerce une action défavorable sur les animaux qui doivent passer la nuit au grand air.

La **neige** agit mécaniquement en rendant difficile la pratique des routes qu'elle recouvre; elle agit aussi comme réfrigérant énergique, surtout au moment de la fonte.

Inondations. — Outre les accidents immédiats et les avaries qu'elles produisent, les inondations laissent après elles des débris organiques pouvant renfermer des matières miasmatiques ou virulentes.

Saisons. — Les saisons exercent une grande influence sur la santé des chevaux; c'est par des soins particuliers que l'on parvient à la contre-balancer. Cette influence est en grande partie la conséquence directe des conditions météoriques qui les caractérisent.

Au printemps, la peau fonctionne activement; la mue se produit et les variations brusques de température sont à redouter.

L'été agit par la chaleur et l'intensité de la lumière; l'automne offre souvent les inconvénients du froid humide et l'hiver se fait sentir par le froid, la glace et la neige.

Climat. — Le climat est l'ensemble des conditions atmosphériques d'une contrée. Ces conditions comprennent surtout : la température, l'humidité, les vents les plus habituels, la nature du sol, l'existence des marais, des cours d'eau rapides, du voisinage des mers, etc.

Le climat tire son caractère de la prédominance de l'une ou de l'autre de ces conditions dont l'action se fait sentir de deux façons : directement sur les organes et indirectement par l'intermédiaire des substances alimentaires, sur les qualités desquelles elles agissent profondément. Aussi peut-on dire que l'action du climat est tellement puissante que chacun d'eux moule pour ainsi parler les êtres qui naissent et se développent dans son milieu. Il agit aussi sur le caractère des maladies, car chaque pays a pour ainsi dire celles qui lui sont propres et qui diffèrent des maladies développées dans un autre climat.

En Belgique, le climat, quoique généralement tempéré, est remarquable par les écarts brusques et parfois considérables qui surviennent dans l'état thermique ou hygrométrique de l'air. On peut y reconnaître trois zones :

A. La zone nord-ouest ou maritime, caractérisée par un terrain plat, bas de niveau, le voisinage de la mer, un air humide et des variations atmosphériques fréquentes;

B. La zone sud-est : altitude élevée, sol montueux ou montagneux, froid sec, air vif et pur;

C. La zone du centre, qui participe en partie des propriétés des deux premières.

Fonctions de la peau. — La peau est non seulement une enveloppe protectrice, mais elle est un organe du toucher et joue aussi un grand rôle dans la respiration ainsi que dans l'excrétion de certains résidus de la nutrition.

De même que le poumon, la peau absorbe de l'oxygène et exhale de l'acide carbonique et de la vapeur d'eau sous forme de sueur.

II.

DE L'ALIMENTATION.

La digestion. — L'hygiène de l'alimentation ne peut être bien comprise et bien appliquée que par l'initiation préalable aux principaux phénomènes de la digestion.

La digestion est la désagrégation physique et la transformation chimique des aliments, modifications à la faveur desquelles ont lieu l'extraction des principes nutritifs et leur passage dans le sang.

L'appareil de la digestion chez le cheval comprend :

A. La bouche, dans laquelle sont les dents incisives qui coupent ou lacèrent les fourrages, et les molaires qui les broient ensuite pendant que la salive les imbibe;

B. De la bouche l'aliment passe par l'œsophage pour arriver dans l'estomac;

C. L'estomac, réservoir de contenance de 18 à 20 litres dont la disposition ne permet pas le vomissement. Il se forme dans son intérieur un liquide à réaction acide appelé suc gastrique;

D. L'intestin, d'une longueur totale de 30 mètres et d'une contenance de 185 litres, dans l'intérieur duquel se forme un liquide — le suc intestinal — dont la réaction est alcaline.

La fonction de digestion comporte principalement :

A. La mastication, opération importante par laquelle l'animal divise, triture les aliments de façon à en faciliter l'imprégnation par la salive. Il faut 37 minutes à un cheval qui donne en moyenne de 70 à 80 coups de dents par minute, si les mâchoires sont bonnes, pour mâcher un kilo de foin et 10 minutes pour manger un kilo d'avoine;

B. L'insalivation concourt pour une large part à la digestion; elle favorise la dissociation des matières alimentaires et agit chimiquement sur les substances féculentes.

La quantité de salive sécrétée, par heure, est de 100 à 150 grammes pendant l'intervalle qui sépare les repas; elle s'élève à 5 ou 6 kilogrammes pendant la mastication du foin et à 7 ou 8 kilogrammes pendant celle de l'avoine.

Pendant l'insalivation et la digestion, le foin et la paille absorbent quatre fois leur poids de liquide; l'avoine n'en absorbe que son équivalent en poids.

Le suc gastrique est formé dans l'estomac, sa réaction est acide, son action se porte exclusivement sur les substances albuminoïdes ou azotées.

La digestion de l'avoine dans l'estomac dure environ une heure après la fin du repas, c'est-à-dire non compris le temps pendant lequel l'animal mange.

La digestion intestinale se fait surtout dans le petit intestin [intestin grêle] et agit principalement sur les matières grasses.

De l'intestin, les principes nutritifs dissous, digérés, passent dans le sang; les parties réfractaires parcourent tout le trajet du tube digestif et sont rejetées à l'extérieur sous forme d'excréments.

La faim est le sentiment qui fait désirer l'ingestion de substances solides; elle se fait sentir à l'estomac. Momentanément, elle peut être calmée par l'introduction de substances non nutritives.

L'aliment est toute substance capable de fournir au sang les éléments nécessaires à son entretien, à sa reconstitution. Il affecte la forme solide et la forme liquide [boissons].

L'aliment complet est celui qui, à lui seul, suffit au développement et à l'entretien de l'animal. Il n'y a guère que le lait et l'œuf qui soient des aliments complets, et encore pour les jeunes animaux seulement; pour le cheval adulte, qui ne travaille pas, le foin de prairie se rapproche de l'aliment complet.

Digestibilité. — Il ne suffit pas que la chimie démontre la richesse d'un aliment, il importe surtout que la digestion puisse en extraire les principes. La valeur nutritive d'une denrée varie donc non seulement avec sa composition, mais aussi avec ses propriétés physiques qui la rendent plus ou moins soluble dans les sucs digestifs. C'est cette facilité plus ou moins grande de céder les éléments nutritifs que l'on désigne sous le nom de digestibilité.

Effets de l'alimentation. — Les matières nutritives que les aliments cèdent par la digestion sont utilisées d'abord à l'exercice des diverses fonctions nécessaires à la vie; l'excédent va à la production sous une forme quelconque. La puissance alimentaire a des limites : un animal ne peut pas digérer, ne peut pas utiliser une somme indéfinie de nourriture; ce qui dépasse le nécessaire traverse le tube digestif sans profit, ou en occasionnant des troubles le long de son passage.

Mais si l'excès est nuisible, le défaut, l'insuffisance de nourriture ou l'abstinence l'est bien davantage. Le cheval au repos peut vivre de 15 à 25 et même 30 jours sans recevoir d'aliments solides, mais en buvant de l'eau. En général, il succombe lorsqu'il a perdu les $\frac{4}{10}$ de son poids. Lorsque l'abstinence est prolongée, l'animal s'affaisse dans une expression de souffrance et ne cherche plus à manger; il refuse même la nourriture qu'on lui présente.

Le cheval qui a souffert de la faim ne peut être remis à un régime alimentaire qu'avec de grandes précautions, sinon on l'expose à des conséquences fatales.

L'alimentation est insuffisante d'une façon absolue par la *qualité* ou par la *quantité*, ou d'une façon relative par *excès de travail*. Dans l'un comme dans l'autre cas, les forces faiblissent, les mouvements sont plus lents et l'animal se nourrit de sa propre substance; de là amaigrissement, épuisement. Or, il n'est pas d'alimentation plus onéreuse que celle-là. Car, outre que l'approvisionnement est vite épuisé, que la somme de travail va en diminuant, les animaux ont une moindre réaction contre les causes de maladie et ne reviennent à leur état antérieur que par de longs sacrifices de temps, par de bons soins et de grands frais de nourriture.

DENRÉES ALIMENTAIRES.

En temps ordinaire, le régime alimentaire du cheval ne comporte que quelques substances dont les trois principales (appelées denrées de distribution) sont l'avoine, le foin et la paille; il en est d'autres, dites de substitution, qui ne sont données qu'à défaut des premières ou comme complément: ce sont : les féveroles, le maïs, l'orge, le son, les carottes, etc. En temps de guerre, les nécessités imposent parfois l'usage accidentel de denrées les plus grossières, telles que les feuilles d'arbre, la sciure de bois, voire même, dans de pénibles nécessités, la chair d'autres animaux. Mais ce régime animal ne convient guère à la nature du cheval qui, souvent, le refuse d'une façon absolue, à moins que la viande ne soit mêlée à d'autres substances.

L'avoine est pour le cheval ce que la viande est pour
l'homme; dans notre climat, c'est l'aliment du travail par
excellence. Néanmoins, a elle seule, l'avoine ne constitue
qu'un aliment incomplet, insuffisant; elle doit être associée
a d'autres fourrages : paille, foin, etc.

Le grain d'avoine comprend : l'amande qui donne la farine
et l'enveloppe ou l'écorce. Celle-ci est de couleur blanche,
jaune ou noire. La couleur dépend exclusivement de l'écorce;
elle n'a aucune influence sur la qualité. Cependant, l'avoine
noire est plus excitante que les autres variétés.

La bonne avoine fourragère a les grains égaux, bien rem-
plis, a surface lisse, luisante, secs, coulant facilement dans
la main, d'une densité de 47 a 50 kilogrammes par hecto-
litre (¹). Elle doit être sans odeur ou n'avoir qu'une légère
odeur agréable; sa saveur rappelle un peu celle de la noisette.
De plus, elle doit être propre, bien nettoyée, exempte de
poussière ou de graines étrangères.

L'avoine légère manque de vertu nutritive; l'avoine très-
lourde, dont la densité atteint 51 et 52 kilogrammes, est
ordinairement dure et difficilement attaquable par la mastication.

Elle est surtout de médiocre qualité lorsqu'elle renferme
de nombreux grains petits, légers, de couleur bleuâtre ou
verdâtre, ce qui prouve une croissance et une maturité incomplètes.

Altérations. — L'avoine humide cesse d'être coulante et,
lorsqu'on veut couper ou casser son grain, celui-ci s'aplatit
au lieu de se diviser. Dans ces conditions elle ne se conserve

---

(¹) Le règlement de la régie tolère un minimum de 44 kilogrammes; à cette
densité l'avoine ne peut être que de médiocre qualité.

pas, elle s'altère au bout de peu de jours, prend de l'odeur.
[L'avoine est dite échauffée.]

L'avoine des bateaux, ainsi appelée parce qu'elle subit pendant la traversée une altération analogue à celle que produit l'humidité [l'échauffement], a une odeur caractéristique. L'avoine échauffée et l'avoine des bateaux provoquent, chez les chevaux qui s'en nourrissent, une abondante sécrétion d'urine, un poil terne ou piqué, de l'amaigrissement et une diminution de forces.

Pour mettre l'avoine à même de supporter les longs transports en mer, on la soufre ou on lui fait subir une très légère torréfaction. L'une et l'autre de ces opérations lui donnent une odeur caractéristique qu'il ne faut pas confondre avec celle de l'avoine échauffée ; elles ne lui enlèvent que peu ou point de ses qualités.

L'avoine moisie est absolument nuisible. Elle est reconnaissable à son odeur caractéristique, à sa couleur terne, à sa saveur âcre et à la présence de moisissure.

L'avoine germée a subi de profondes modifications dans sa constitution. Elle se reconnaît à la mollesse de l'amande, à sa saveur douceâtre et à la présence de la gemmule.

Si après qu'une avoine a été humide ou germée, on la fait sécher, l'enveloppe se ride.

Ce serait une économie bien onéreuse que celle que l'on tenterait de réaliser en faisant manger l'avoine qui a subi une altération sérieuse. Ni le mélange avec de l'avoine de bonne qualité, ni l'addition de condiments tels que le sel ou l'eau salée ne lui enlèvent ses propriétés nuisibles. Cette observation est applicable à tous les fourrages altérés.

Diverses maladies peuvent attaquer le grain d'avoine ; les principales sont : la carie, le charbon et l'ergot, auxquelles on peut ajouter les dégâts commis par les charençons.

Il est difficile de rencontrer une avoine, surtout l'avoine de Russie, qui ne renferme pas une certaine proportion de petites graines noires ou brunes que le criblage même le plus énergique ne parvient pas toujours à enlever. Les unes sont inoffensives : ce sont les graines de vesces, de gesses ; les autres sont malfaisantes : ce sont les graines de nielle, de coquelicot, de renoncule, de moutarde, etc.

L'avoine est dite *nouvelle* pendant les deux mois qui suivent la récolte. Ses grains sont moins durs, moins coulants. On lui a fait — et elle conserve encore — la réputation d'être malfaisante ; cette réputation est exagérée ; cependant, elle nourrit moins bien que l'avoine *faite*. D'ailleurs, elle renferme encore une grande proportion d'eau de végétation que le séjour en magasin lui fait perdre.

L'orge convient surtout dans les pays méridionaux ; dans nos climats, elle n'entre qu'accessoirement dans la ration, sous forme de farine, ou après avoir subi la cuisson ; donnée en grande quantité, elle prédispose à la fourbure.

Ses grains doivent être d'égal volume, secs, coulants, d'un jaune doré, à écorce fine et d'une densité de 65 kilogrammes environ.

Les altérations sont les mêmes que celles de l'avoine.

La farine d'orge doit être sèche, sans odeur, d'une saveur fade. Elle s'altère rapidement, absorbe l'humidité, s'agglomère en pelote, s'échauffe et fermente.

On la conserve en la plaçant dans un endroit sec, en couches minces et en la remuant, en l'aérant fréquemment.

Les **féveroles** constituent un aliment très riche, qui donne la vigueur et la force, mais que l'on ne peut distribuer qu'en petite quantité (¹, à 1 kilogramme) et seulement aux chevaux qui travaillent.

Les féveroles doivent avoir leurs grains égaux, lisses, lustrés, sans odeur, d'une saveur particulière. La moisissure se développe surtout au centre du grain; les insectes lui causent aussi de grands dommages.

La dureté des grains rend le concassage nécessaire.

Le **maïs** est un aliment très riche en matières grasses et en matières féculentes. Il convient surtout aux animaux soumis à un travail lent, au pas. Il pousse à l'engraissement, enlève la vigueur, l'énergie, dispose les animaux à la transpiration. Néanmoins il pourrait, dans certaines conditions, entrer pour une fraction dans le régime alimentaire, après avoir été concassé.

Le **froment** et le **seigle** sont très nourrissants, mais conviennent moins bien que l'avoine; ils prédisposent même le cheval aux congestions.

Leurs grains doivent être d'égal volume, secs et coulants.

Le **son** est l'écorce du grain et généralement du grain de froment. Sa valeur alimentaire dépend, en grande partie, de la farine qui lui est adhérente, car la paillette proprement dite cède peu ou point de ses principes à la digestion. Néanmoins, grâce à la présence d'un principe mucilagineux, ses propriétés rafraîchissantes sont bien marquées, et on les met surtout en évidence par l'ébullition dans l'eau.

Le son *frisé* ou *fraisé*, c'est-à-dire le son un peu mouillé, est très recommandé par les hommes de cheval. Donné en grande quantité, il fatigue l'estomac, occasionne parfois un peu de colique et détermine une très légère purgation.

Le son de bonne qualité est sec, d'une odeur agréable, d'une saveur douce; il blanchit fortement l'eau. Il s'altère rapidement; aussi doit-il être de fabrication récente. Il se prend en grumeaux en absorbant l'humidité et s'échauffe. Il réclame les mêmes soins de conservation que la farine.

Le **pain** de seigle ou de froment, sous un petit volume, est un aliment de mastication facile, renfermant une grande quantité de principes nutritifs.

Il doit être bien cuit ; il faut s'abstenir d'utiliser le pain aigre, pâteux ou visqueux, ainsi que le pain moisi.

Le **foin** est l'herbe des prairies, coupée et desséchée. On fait aussi du foin avec les plantes légumineuses des prairies artificielles : le trèfle, la luzerne, le sainfoin.

Le foin de pré, composé de graminées d'espèces variées, suffit, à lui seul, pour nourrir le cheval auquel on accorderait un repos suffisamment long pour pouvoir en manger environ un et demi pour cent de son poids vivant. Sa digestion se fait par l'action de la salive surtout ; elle est continuée dans l'intestin ; l'estomac ne fait que lui livrer passage.

On a reproché au foin de faire tousser les chevaux et de les prédisposer à la pousse ; il ne mérite pas la réprobation dont on l'a frappé, car, grâce à la grande variété d'espèces végétales qui le composent, il constitue un aliment agréable se rapprochant de l'aliment complet. Mais, donné en grande quantité, il gonfle les intestins ; ceux-ci alors refoulent les poumons, en rétrécissant le diamètre de la poitrine.

Le foin doit être composé de plantes fines, arrondies, garnies de leurs feuilles, de couleur verdâtre, tirant sur le blanc jaunâtre lorsqu'il est vieux, d'une odeur aromatique agréable et d'une saveur sucrée. Il doit être souple au point de pouvoir être tordu sans se casser.

Le foin diffère d'aspect et de composition botanique selon les contrées et selon la nature des terrains sur lesquels il a été récolté. Les prairies basses donnent un foin à plantes plus tortes, moins odoriférantes que les prairies élevées, dont le foin est plus fin et plus aromatique.

Le foin est mal composé lorsqu'il renferme des plantes à tige quadrangulaire [Labiées] ou des plantes à fleurs jaunes [renoncules] ou des joncs, des carex, etc.

Il est de médiocre ou de mauvaise qualité lorsque les plantes sont incomplètement développées, qu'elles sont petites, chétives, étiolées ou rouillées.

Il est encore mauvais lorsqu'il est mal *récolté*, c'est-à-dire : 1° *coupé* trop tôt, alors que les plantes n'ont pas encore acquis leur développement ; ou trop tard : lorsque la plante porte des graines. La coupe doit être faite au moment où la plus grande partie des tiges est en fleurs ; 2° *mal fané* pendant la pluie [foin lavé], il est pâle, décoloré, puis, après dessiccation, il devient cassant ; 3° *mal conservé* lorsqu'il est mis en magasin incomplètement fané ; il s'échauffe, fermente ou lorsqu'il est rentré chargé d'humidité, il moisit.

Le foin suranné ou vieux est celui qui a plus d'un an de conservation. Il est sec, cassant, poussiéreux, sans odeur, et a perdu une partie de ses principes nutritifs. On lui rend un peu de saveur en l'aspergeant d'eau salée.

Le foin nouveau est celui qui n'est récolté que depuis un mois ou deux. Il est d'une couleur vert plus foncé, très aromatique, très souple. Ses propriétés sont plus excitantes. C'est à tort qu'on l'a accusé d'être nuisible à la santé ; au contraire, il est favorable à celle-ci, à condition d'être donné avec ménagement et de succéder au foin vieux par une transition insensible.

Le foin nouveau renferme une grande quantité d'eau que la conservation en magasin lui fait perdre peu à peu, ce qui le rend plus lourd : il serait donc onéreux d'en acheter de grands approvisionnements.

Le foin *noir* ou *brun* est celui qui a été mis en tas alors que la dessiccation n'était pas complète et qui a subi des modifications dans ses caractères par suite de fermentations. Ce foin est nutritif et est recherché par les animaux ; il est moins stimulant que le foin ordinaire.

Le foin comprimé est en ballots très lourds. Ses qualités ne sont pas modifiées ; elles se conservent plus longtemps que celles du foin non comprimé.

Le *regain* est composé de feuilles des graminées qui repoussent après la coupe du foin.

Le regain est nourrissant mais peu stimulant, il ne convient guère pour les chevaux de travail.

Le foin des prairies artificielles, c'est-à-dire de trèfle, luzerne, sainfoin, est très nourrissant. Malheureusement, il est difficile à récolter et à conserver ; il moisit facilement et devient rapidement poussiéreux.

La paille. — On appelle paille les tiges des céréales débarrassées de leurs graines.

La paille doit être sèche, à odeur agréable ou sans odeur, d'une saveur sucrée ; les tiges doivent être souples, non cassantes, d'une couleur jaunâtre uniforme et avoir conservé leurs feuilles. Elle est d'autant meilleure qu'elle est mélangée à une plus grande quantité de plantes fourragères.

La paille de froment convient pour la nourriture ; celle de seigle est surtout bonne pour former la litière ; celle d'avoine est moins bonne que les deux précédentes ; elle ne vaut rien pour la litière ; elle n'est guère utilisée pour les chevaux. La paille d'orge est supérieure à celle d'avoine.

Les altérations de la paille sont : l'humidité, la moisissure et la rouille. Celle-ci se reconnaît à la présence de petites taches brunes; la moisissure se trahit par l'odeur et par la couleur grisâtre.

La paille trop vieille a de l'odeur et a perdu une grande partie de ses principes nutritifs. La paille est fourrageuse lorsqu'elle est associée à des graminées et autres plantes. La partie supérieure de la tige est plus nourrissante que la partie inférieure; les principes alibiles se trouvent surtout aux environs des nœuds.

La **carotte** est une racine rafraîchissante qui plaît beaucoup au cheval. Elle est d'une digestion facile et convient aux jeunes chevaux, aux malades et aux convalescents. On la donne crue après l'avoir coupée en morceaux dans le sens de la longueur. Autant la racine est recommandable, autant il faut se garder de donner les feuilles, c'est-à-dire ce que l'on nomme vulgairement le vert de carottes.

La **chicorée.** — La racine de chicorée est un tonique amer excellent pour les chevaux dont l'appétit est capricieux ou pour les convalescents.

La **betterave** est aussi une racine alimentaire qui peut entrer pour une faible part dans l'alimentation du cheval, mais elle ne convient pas lorsqu'on impose un travail sérieux, à moins qu'elle ne soit donnée en supplément.

La **graine de lin** est une graine mucilagineuse que l'on donne à l'état naturel, en mélange avec l'avoine, avec le son ou la farine, aux chevaux maigres, aux chevaux qui ont la peau adhérente, le poil dur. Bouillie dans de l'eau, la graine de lin forme une tisane rafraîchissante que l'on donne en mélange avec la farine d'orge aux chevaux malades, à ceux qui toussent et particulièrement aux jeunes animaux gourmeux.

BOISSONS.

La *soif* est le sentiment qui fait désirer l'ingestion de liquide ; elle se fait surtout sentir à la gorge. A sa première période elle n'est qu'un désir localisé, mais celui-ci prend de l'intensité, devient de plus en plus puissant et finit par devenir une douleur intolérable.

La soif est plus pénible que la faim ; elle entraîne plus rapidement la mort. En effet, un cheval privé de boissons ne vit que six à sept jours, tandis qu'il pourrait vivre vingt-deux, vingt-cinq et même trente jours en ne recevant que de l'eau pure.

Toute cause qui active la sortie de liquides du corps, soit sous forme d'urine, soit sous forme de sueur, de purgation, augmente le besoin de prendre des boissons.

La boisson calme la soif et rend au sang la partie de liquide qu'il avait perdue. De plus, elle accélère et active la digestion. Ainsi, il faut au foin que le cheval mange sans boire, deux heures pour que la digestion soit complète, tandis que, avec le concours de boissons, une heure et demie suffit.

Il importe donc de ne jamais laisser le cheval souffrir de la soif.

L'*eau* est le liquide servant de boissons ; ordinairement elle est donnée à l'état naturel.

L'eau *potable*, la bonne eau est *légère*, produit une impression agréable sur l'estomac ; elle est claire, limpide, bien aérée, sans odeur, agréable au goût ; elle cuit bien les légumes et dissout le savon sans faire de grumeaux. Elle ne se trouble point par l'ébullition et ne renferme pas de matières organiques en suspension.

L'eau non aérée, pauvre en air et en acide carbonique est fade, douceâtre et difficile à digérer.

L'eau surchargée de sel de chaux est crue et lourde [eau séléniteuse], elle dissout mal le savon et constitue une mauvaise boisson.

L'eau courante, de ruisseaux, rivières, est la meilleure.

L'eau de pluie, surtout celle qui provient de pluies survenant après une période de sécheresse, renferme des débris organiques qui étaient en suspension dans l'air et des matières diverses qui se trouvaient sur les toits. Elle peut donc être impure. Recueillie dans des fosses, dans des citernes fermées, elle ne tarde pas à s'altérer et à devenir absolument impropre à la consommation.

Si à défaut d'autre eau potable on était dans la nécessité de faire usage de l'eau de pluie conservée, il faudrait jeter du charbon de bois dans la citerne et nettoyer celle-ci à des époques rapprochées.

L'eau de puits est de qualité variable selon la nature du terrain dans lequel le puits a été creusé, selon la profondeur de celui-ci et selon les dépôts liquides [fosse à fumier, d'aisances] installés dans le voisinage.

L'eau d'étangs, de lacs est bonne, surtout si elle se renouvelle et si elle nourrit des poissons.

L'eau de mare est impure, elle ne pourrait être employée qu'après avoir été filtrée.

L'eau provenant de la neige ou de la glace fondue est nuisible, à moins que l'on ne lui fasse prendre une température convenable.

Température des boissons. — Il est des propriétaires qui donnent des boissons chaudes ou tièdes. C'est là une habitude que nous ne pouvons encourager, surtout pour le cheval exposé à être déplacé, à voyager. La température la plus favorable est celle de + 10° à + 12°, c'est-à-dire celle qui, en été, fait paraître l'eau fraîche et ne la fait pas paraître froide en hiver.

Lorsque l'eau est trop froide [en dessous de + 10°], elle occasionne un refroidissement que le cheval trahit souvent par des tremblements, voire par des coliques; en tout cas, elle trouble la digestion. Pour parer à ces écarts de température, on peut, pendant les froids en hiver, faire consommer l'eau immédiatement après qu'elle a été puisée, ou, si l'on est obligé de la puiser d'avance, la laisser séjourner dans l'écurie. En été, on la laissera exposée au soleil pendant quelques heures.

Ration journalière de boissons. — Les chevaux peuvent-ils boire à volonté, c'est-à-dire autant et aussi souvent qu'ils le désirent ; ou bien, convient-il de limiter la quantité de boissons?

Si l'on n'avait pas à craindre les excès, on pourrait laisser constamment de l'eau à la portée des chevaux. Mais, si la plupart n'en abusent pas, les exceptions sont par trop nombreuses pour que l'on s'expose à des accidents. Il est prudent de ne distribuer qu'une ration déterminée.

Une ration trop copieuse, surtout lorsqu'elle est prise avec avidité, trouble la digestion, rend les excréments mous ou liquides, dilate l'intestin, affaiblit les organes digestifs, augmente les urines et la sueur, rend les animaux mous, leur donne un poil moins brillant.

La ration journalière pour le cheval de 450 à 500 kilogrammes [cheval de selle ordinaire] est de 20 à 25 litres en hiver et de 25 à 30 litres en été.

Lorsqu'on fait boire à un réservoir commun — cuvelle, bac, courant d'eau ou étang, — la plus grande surveillance est nécessaire et elle ne peut être fructueusement exercée que par des hommes intelligents et expérimentés.

En hiver, on fait boire deux fois, et en été trois fois, à moins que cette opération multiple ne rencontre des difficultés inhérentes au service.

Il convient de faire boire avant de donner à manger, et surtout avant le repas d'avoine; il n'y a pas d'inconvénient à donner à boire pendant ou après le repas de foin.

Il est dangereux de faire boire le cheval lorsqu'il est en transpiration, surtout si l'eau est froide. En route, pendant les chaleurs, s'il souffre de la soif, on peut le laisser boire à un étang, à un ruisseau dont l'eau est exposée au soleil, mais à condition de lui laisser la bride et de le remettre en mouvement immédiatement après.

Les **condiments** sont des substances qui excitent les fonctions digestives, notamment en augmentant la sécrétion de la salive et celle du suc de l'estomac et de l'intestin.

Pour le cheval, on n'emploie guère que le sel brut et le sel de cuisine.

Sous l'une et l'autre forme, le sel dissous en petite proportion dans les boissons a une action favorable. L'eau salée convient surtout pour arroser les fourrages vieux [foin], auxquels on rend ainsi un peu de saveur.

Bien que n'étant pas nuisible à la santé, l'habitude de placer un gros morceau de sel brut en permanence dans la crèche ou le râtelier, à la portée du cheval qui le lèche, n'est pas une pratique recommandable.

RÉGIME DU VERT.

Le régime du vert constitue une alimentation spéciale et passagère employée dans des conditions déterminées. Il comprend l'usage de plantes légumineuses, de céréales ou d'herbe de prairies, coupées avant maturité, et consommées à l'état frais; l'herbe de prairie est également mangée sur pied.

On semble revenu de l'engouement abusif auquel les hippophiles s'étaient laissés entraîner à l'égard de ce régime, qu'ils croyaient tout aussi indispensable que la saignée du printemps. Peu à peu, tous les préjugés fantaisistes disparaissent. Aujourd'hui, on convient généralement que le vert ne doit pas former la base de la nourriture du cheval auquel on demande un travail sérieux ; qu'il n'est pas indiqué pour les chevaux bien portants et qui se trouvent bien des fourrages secs ; et qu'il n'y a lieu d'en faire usage que dans des cas particuliers d'indisposition ou de maladie et pour les jeunes animaux pendant la période d'acclimatement. Il ne faut pas perdre de vue ce principe : en général, tout changement dans le mode d'alimentation amène des troubles pendant la période de transition ; or, nourrir au vert pendant un mois, c'est, par le passage du sec au vert et du vert au sec, mettre les fonctions de nutrition dans des conditions d'instabilité peu favorables à la santé. D'ailleurs, les organes digestifs dans leur mode d'action, de fonctionnement, se conforment, s'adaptent aux substances sur lesquelles ils ont l'habitude d'agir ; et la substitution alternative de matières dissemblables sous le rapport de la digestibilité n'est pas sans influencer défavorablement la santé.

Les aliments verts sont surtout contre-indiqués pour les chevaux mous, lymphatiques, pour ceux qui sont prédisposés aux œdèmes, aux infiltrations.

Néanmoins, leur utilité est justifiée pour les animaux souffreteux, malades ou convalescents, pour les jeunes chevaux pendant la période de croissance et de la dentition, pour ceux qui ont maigri sans cause apparente, pour ceux dont la mue est difficile, incomplète, pour tous ceux, en un mot, qui ne se trouvent pas bien du régime sec.

Cheval en prairie. — Ce que nous venons de dire vise surtout le régime du vert à l'écurie appliqué au cheval de travail. Mais le régime du vert à la prairie, là où l'animal est en liberté, au grand air, réunit évidemment les conditions hygiéniques les plus favorables. Malheureusement, il n'est pas compatible avec l'utilisation du cheval.

Inutile de dire combien il importe que l'herbe soit de bonne qualité ; les prairies marécageuses de même que les prairies sèches et arides ne conviennent pas.

À la prairie doit être annexé un hangar couvert sous lequel les animaux peuvent s'abriter contre les rayons brûlants du soleil et contre la pluie ; pendant la nuit des saisons froides on les rentre à l'écurie. Une clôture, l'absence de fosses, de trous dans lesquels les chevaux pourraient tomber et se blesser constituent l'aménagement obligé de tout pâturage. Ajoutons encore une condition très importante, c'est celle de la présence d'eau en quantité suffisante et d'un accès facile. S'il n'existe pas d'étang ou de ruisseau facilement abordables, une cuvelle pourra servir d'abreuvoir.

Les chevaux sont en liberté ; il est dangereux de les attacher par une corde à un piquet ou à un arbre.

Soins qui précèdent la mise en prairie. — Pendant les deux derniers jours qu'ils passent à l'écurie, les chevaux ne sont plus pansés afin de rendre la peau moins sensible aux influences atmosphériques. Au moment de les mettre en liberté, on leur enlève les fers et l'on arrondit à l'aide d'une râpe le bord inférieur des sabots. La corne s'use parfois avec une telle rapidité, surtout en pince, que les pieds deviennent sensibles ; des boiteries même se déclarent. Il ne faut pas s'effrayer, la corne ne tarde pas à se durcir, à résister à l'usure. D'ailleurs, il faut visiter les pieds de temps en temps, raper les éclats de corne qui se produisent et maintenir le bord arrondi.

Si plusieurs chevaux sont placés ensemble, il est prudent de les surveiller pendant quelques heures, car d'aucuns s'attaquent violemment, mordent et frappent.

L'herbe suffit ordinairement ; pendant les périodes de sécheresse on est quelquefois dans la nécessité de donner un supplément de fourrages verts coupés ou d'avoine, surtout lorsqu'on veut maintenir le cheval en condition de travail.

Vert à l'écurie. — À l'écurie le régime du vert comporte l'usage du trèfle rouge, du trèfle commun, de la luzerne, du sainfoin ou des céréales [seigle, froment, orge] coupées pendant leur période de croissance.

Le trèfle rouge est très nourrissant ; sa végétation est de courte durée, il ne tarde pas à devenir sec. Néanmoins, il est précieux à cause de sa précocité, car il est alimentaire 15 jours avant le trèfle commun. À ce point de vue, les céréales sont plus hâtives encore ; on peut les couper dès qu'elles ont 40 a 50 centimètres de hauteur, et leur usage peut être continué jusqu'au moment où les tiges deviennent dures et de mastication difficile.

Les trèfles ont leur maximum de vertus nutritives lorsque la plupart des tiges portent des fleurs. Plus tôt, ils sont aqueux, nourrissent mal et provoquent la diarrhée ; plus tard, ils sont secs, sans saveur.

Du moment que les tiges deviennent dures, que les feuilles noircissent et se flétrissent, le trèfle ne forme plus un bon aliment. C'est ce qui arrive au moment de la maturité et plus tôt s'il survient des pluies de quelque durée. Dans ce dernier cas, les plantes jaunissent, se ramollissent et ne tardent pas à se pourrir.

Le trèfle coupé par la pluie, s'il n'est emmagasiné avec certaines précautions, s'altère en quelques heures. Il importe que le *vert* soit récolté tout récemment, de la journée même et exceptionnellement de la veille.

Dès la réception, les liens qui enserrent les bottes sont dénoués et le trèfle est placé sous abri à l'ombre, les tiges dans une direction se rapprochant de la verticale. Cette précaution est surtout nécessaire si la récolte a été faite par la pluie ou par la rosée. Si l'emmagasinage doit durer plus d'un jour on ne pourra pas négliger d'aérer le tas en le divisant, en le changeant de place ; on renouvellera cette opération si, en plongeant la main, on constate une élévation de température qui dénote un commencement de fermentation.

Ration et distribution. — La quantité de trèfle à donner par jour est variable selon les conditions de travail. La ration complète en comporte 35 kilogrammes, plus 2 kilogrammes d'avoine et 2 kilogrammes de paille pour la litière ; elle convient aux chevaux exonérés de tout travail aux allures vives. Ce chiffre peut être réduit à la moitié ou au tiers en ayant soin de majorer proportionnellement la quantité d'avoine.

Le passage d'un régime à un autre sera fait avec une prudente progression, en commençant par le quart, puis la demie, les trois quarts, pour arriver à la ration complète le quatrième jour.

La distribution sera faite par petites fractions ; il ne convient pas de donner en un même repas plus de 5 à 7 kilogrammes de vert.

Lorsque la ration comporte de l'avoine, celle-ci ne pourra être suivie d'un repas de *vert* qu'après une heure et demie d'intervalle ; mieux vaut réserver l'avoine pour le dernier repas du soir.

Préparation des chevaux au régime du vert : Les chevaux désignés pour être soumis au régime du vert sont réunis dans une même écurie. La veille du jour où se fera la première distribution, le dernier repas d'avoine sera supprimé et remplacé par un barbotage. Pendant les premiers jours surtout, il ne sera pas sans utilité de mêler le trèfle à de la paille ou à du foin de façon à forcer l'animal à mâcher les fourrages.

Pendant la *durée du régime* les chevaux seront soumis à deux promenades au pas d'une heure chacune, au commencement et à la fin de la journée. Les pansages doivent être mieux soignés et la propreté des écuries plus surveillée, parce que la peau devient plus grasse, les excréments plus abondants, plus mous et d'une odeur plus prononcée.

Effets du vert : Le vert est d'une digestion facile; son assimilation est prompte. Sous son influence, les excréments deviennent mous, de couleur verdâtre; les urines sont copieuses et brunes. Au bout de quelques jours le ventre se développe, la peau devient grasse, souple, et le poil prend du brillant; mais l'animal transpire facilement, il perd de sa vigueur.

Les effets sont parfois différents; il est des chevaux qui souffrent de l'usage du trèfle. Chez eux, le poil se pique, l'appétit diminue, la diarrhée se déclare et l'amaigrissement ne tarde pas à arriver. Dans ces conditions une indication urgente s'impose : c'est la suppression du régime et le retour aux aliments secs.

La *durée du régime* est subordonnée à diverses conditions relatives à la quantité et à la qualité du trèfle et aux exigences de l'utilisation du cheval. Elle ne doit jamais être inférieure à 25 jours, mais si on la prolonge outre mesure, on rend les animaux mous.

DE LA COMPOSITION DE LA RATION.

La **ration** est la quantité d'aliments nécessaires a un cheval durant une journée.

Pour subvenir aux besoins de sa propre existence, sans fournir le moindre travail, sans maigrir ni engraisser, l'animal a besoin d'une certaine somme d'aliments qui constitue la *ration d'entretien*. On a réservé la dénomination de ration de *production* ou de *travail* à la quantité qui, donnée en surplus de ce qui est nécessaire à l'entretien, sert à une production quelconque, soit de *travail*, soit de chair, etc.

La ration d'entretien a été déterminée par la science, par l'expérimentation et par l'expérience. Pour un cheval de 500 kilogrammes elle est environ de 7 à 8 kilogrammes de foin, selon la richesse de celui-ci.

Nous nous occuperons plus loin de la ration de travail, bornons-nous à dire ici que l'aliment de travail est surtout l'avoine.

L'aliment *complet* est celui qui renferme tous les éléments nécessaires à l'entretien de la vie : exemple : l'œuf pour les jeunes oiseux et le lait pour les jeunes mammifères. Pour les chevaux adultes, qui ne travaillent pas, l'herbe de prairie et le foin qui en dérive se rapprochent beaucoup de l'aliment complet.

Il faut, non seulement, que la ration renferme une somme suffisante de principes nutritifs, mais il faut encore : 1° qu'au point de vue de la composition intime il y ait un rapport déterminé entre les substances albuminoïdes et les hydrates de carbone ; 2° que le volume ne soit ni trop grand, ni trop petit, qu'il soit proportionné à la capacité de l'appareil digestif.

La ration ordinaire du cheval de troupe est composée

d'avoine, de foin et de paille. Ce sont les denrées dites de *distribution*, pour les distinguer de celles qui ne sont utilisées qu'accessoirement ou qu'accidentellement et que l'on appelle denrées de *substitution* : telles sont les féveroles, l'orge, le maïs, les carottes, etc.

La ration ordinaire du cheval de troupe n'est pas la même pour toutes les armes ; elle est

Pour les guides	avoine	4 kilogrammes
	foin	4
	paille	4
Pour les lanciers	avoine	4
	foin	3 ½
	paille	4
Pour les chasseurs	avoine	4
	foin	3 ½
	paille	4
Pour l'artillerie	avoine	4 ½
	foin	4
	paille	4

Cette ration représente la ration d'entretien, plus une certaine ration de travail en rapport avec ce que l'on exige du cheval en garnison. Pendant les routes et les manœuvres en terrain varié, la quantité d'avoine est majorée de 500 grammes dont la distribution prend cours 10 jours avant le départ et cesse 10 jours après la rentrée. Nous verrons quelle relation intime doit régner entre l'alimentation et le travail.

Jadis, il existait une ration d'hiver et une ration d'été. Cette répartition nous paraît logique ; on la conserve, du reste, dans d'autres pays.

Denrées de substitution. — Certaines circonstances imposent parfois l'obligation de remplacer l'une des trois denrées principales par une autre denrée dite de substitution.

Cette opération est délicate, difficile, elle réclame le concours d'une science profonde et d'une sérieuse expérience.

La denrée de substitution doit avoir de grandes analogies avec celle qu'elle remplace, tant sous le rapport de la composition chimique, de la valeur nutritive, que sous le rapport des propriétés physiques : volume, facilité de mastication, de digestion, etc. C'est une erreur de croire que l'on puisse impunément faire des échanges entre n'importe quelles substances n'ayant entre elles qu'une similitude éloignée. Jusqu'à un certain point on peut donner du froment à la place de l'avoine ; la paille de seigle pour de la paille de froment ; au besoin même, de la paille pour du foin. Mais il est irrationnel et antihygiénique de remplacer l'avoine par du foin, ou du foin, de la paille par de l'avoine. Car une ration doit non seulement posséder une richesse nutritive déterminée, mais aussi un volume et un coefficient de digestibilité appropriés aux organes digestifs. Ainsi, par exemple, le cheval ne pourrait se bien nourrir d'avoine à l'exclusion d'autres fourrages tels que le foin ou la paille.

Ce problème est donc complexe. Des différents facteurs qui le composent, le principal est la valeur ou l'équivalence nutritive.

On appelle *équivalent* nutritif la quantité d'une denrée nécessaire et suffisante pour remplacer une autre denrée ; les équivalents expriment donc le rapport de nutritivité. Ainsi, pour remplacer 100 kilogrammes de bon foin de prairie, il faut :

85 kilog. de foin de sainfoin ;	60 kilog. d'avoine ;
90 — — de luzerne ;	50 — d'orge ;
95 — — de trèfle ;	48 — de seigle ;
280 — de paille de froment ;	45 — de maïs ;
350 — — de seigle ;	45 — de féveroles.
200 — — d'avoine ;	

Ces proportions ne sont pas absolues : elles varient selon
la récolte de l'année, selon la manière dont les denrées sont
conservées, selon le genre de travail, car on ne peut oublier
que la substitution pendant le travail d'un aliment concentré
comme l'avoine, par exemple, ne peut atteindre qu'une
partie de la ration ; elles varient aussi selon les espèces animales, car tel fourrage convient mieux à une espèce qu'à une
autre. Ainsi la paille d'avoine a un coefficient nutritif plus
élevé pour la vache que pour le cheval de travail ; le contraire existe pour l'avoine.

DISTRIBUTION DE LA RATION. — DES REPAS.

En temps de paix et en tout temps lorsque les circonstances
le permettent, *il faut subordonner le travail aux exigences de
la digestion, à la régularité des repas et ne jamais subordonner
l'heure des repas au travail.*

La digestion est une fonction intermittente qui n'est pas
complètement soustraite à l'influence de l'habitude. La faim
se fait pour ainsi dire sentir à heure fixe ; et si elle n'est pas
satisfaite, les chevaux se tourmentent, souffrent, faiblissent
au travail ; et, dès qu'on leur offre de la nourriture, ils
mangent gloutonnement, avalent avant que la mastication
soit achevée, et la digestion n'est pas aussi complète.

Il importe donc que les repas soient régulièrement espacés
et *qu'ils aient lieu tous les jours à la même heure.*

Le nombre de repas dépend du volume des aliments
relativement à la capacité de l'appareil digestif ; il dépend
aussi de la digestibilité des denrées alimentaires.

En principe, mieux vaut multiplier les repas plutôt que
de les restreindre à un trop petit nombre ; cela est surtout
vrai pour l'avoine à cause de l'exiguité relative de l'estomac.

En France la ration d'avoine est distribuée en deux repas ; la Belgique agit d'une façon plus conforme aux règles de l'hygiène en la donnant en trois fois.

Le repas du soir peut être le plus copieux. L'avoine doit terminer le repas et non le commencer ; ou du moins, il faut laisser à l'estomac le temps de la digérer, avant d'y introduire d'autres fourrages.

En mangeant, beaucoup de chevaux projettent l'avoine hors de la crèche ; d'autres cherchent à prendre la ration des voisins. Cette habitude cause un préjudice très grand : il ne suffit pas qu'une forte ration soit distribuée, il importe surtout qu'elle soit mangée et digérée. On pourrait parer aux inconvénients que nous venons de signaler en appropriant mieux les crèches, les moyens d'attache, et en faisant rester le cavalier à la tête de son cheval, pendant tout le temps que dure le repas d'avoine.

PRÉPARATIONS DES ALIMENTS.

Les préparations consistent dans certaines modifications que l'on fait subir aux aliments, afin de les rendre plus digestibles.

La *mouture* réduit le grain en farine. On ne l'emploie guère que pour des aliments complémentaires [orge]. L'avoine en farine a perdu de ses propriétés stimulantes. Toutes les farines favorisent plutôt l'engraissement que le travail ; elles diminuent le rôle de la mastication et par conséquent celui de l'insalivation.

Le *concassage* consiste à briser le grain en morceaux. Il n'a pas les mêmes inconvénients que la mouture ; il rend d'une mastication et d'une digestion faciles les grains durs ou gros, tels que ceux de maïs, de féveroles, etc. Il est surtout nécessaire pour les chevaux dont la denture est irrégulière.

L'*aplatissement* est l'écrasement des grains sans aller jusqu'à la réduction en morceaux. Il n'enlève aux aliments aucune propriété stimulante, mais il les rend plus digestibles. C'est donc une opération recommandable même pour l'avoine, surtout pour celle qui est destinée aux vieux chevaux et pour celle dont l'enveloppe est dure.

Le *coupage* ou le *hachage* consiste dans la réduction des fourrages — paille et foin — en morceaux de 1 ᵗ, à 2 centimètres. Cette opération multiplie les surfaces de contact avec les sucs digestifs et favorise ainsi la digestibilité des aliments. Pour la paille hachée, on prend de préférence la partie supérieure de la tige.

Les *mélanges* produisent d'excellents effets sur la digestibilité de certains fourrages. Ainsi, le mélange de paille hachée, de foin coupé et d'avoine convient pour les chevaux qui mangent gloutonnement, qui avalent l'avoine sans la broyer.

Le *chaff* des Anglais est le mélange, à parties égales, de paille et de foin coupés; il convient pour les chevaux maigres et pour ceux qui se nourrissent mal.

De plus, les mélanges excitent l'appétit et permettent de faire manger des fourrages d'apparence peu appétissante.

La *trempe* ou la *macération* convient pour les fourrages durs; elle n'est guère employée dans l'alimentation du cheval.

La *cuisson* rend les grains durs, tels que ceux de l'orge, voire même de l'avoine, plus faciles à broyer. Mais elle modifie la nature, la composition intime de l'aliment. Elle est inutile pour les fourrages verts; elle est nuisible pour les racines charnues et sucrées [carottes], mais elle est favorable, nécessaire même pour les racines féculentes [pomme de terre].

La *fermentation* est surtout appliquée à certains aliments pour leur donner un goût aigrelet et pour les rendre plus digestibles.

La *panification* transforme les farines en un aliment appétissant, nutritif, dans un petit volume.

Les *galettes* ou *biscuits* alimentaires peuvent être très utiles en temps de guerre.

Le *barbotage* est un mélange d'eau, de farine et quelquefois de son. On le fait plus ou moins épais. L'eau, au moment d'être versée sur ces substances, doit être bouillante. On y ajoute parfois un peu de sel [20 grammes par cheval].

Le *mash* est une préparation de provenance anglaise : c'est un mélange de diverses substances alimentaires coupées ou moulues, plongées dans l'eau bouillante et que l'on fait macérer pendant plusieurs heures.

C'est une excellente préparation dont on peut varier la formule, la composition. Elle convient surtout aux chevaux convalescents, à ceux qui se nourrissent mal, à ceux qui ont été surmenés.

Voici la recette d'un *mash* :

Avoine	800 grammes.
Farine d'orge	300 —
Paille hachée	1500 —
Foin haché	500 —
Son	300 —
Graine de lin	50 —
Sel de cuisine	20 —

L'avoine et la farine sont placées dans un seau, puis successivement la paille, le son, le foin, la graine de lin et enfin le sel. On jette par-dessus tout de l'eau *bouillante* en quantité

suffisante pour que le mélange sec l'absorbe complètement
et l'on couvre immédiatement le récipient. Avec un peu
d'habitude on parvient à mesurer exactement la quantité
d'eau nécessaire, en se rappelant que les fourrages secs absorbent quatre fois leur poids de liquide.

Le *mash* doit être préparé d'un repas pour le repas suivant, c'est-à-dire le soir pour le matin et le matin pour midi.
Au moment de le faire manger, on le remue de façon à en
faire un mélange homogène. Son action est plus efficace
lorsqu'il est mangé tiède.

Conservation des aliments. — Les aliments sous
forme de grains [avoine et autres] sont conservés dans des
greniers secs, aérés, à l'abri des intempéries atmosphériques
et des insectes ou autres animaux nuisibles. Ils sont disposés
en couches minces, de 40 à 50 centimètres au maximum. Le
tas est remué tous les deux jours, de façon à l'aérer et plus
souvent si la température s'élève et fait craindre un commencement de fermentation.

L'approvisionnement journalier est déposé dans un coffre
ad hoc, bien fermé, à l'abri de la poussière, hors d'atteinte
d'animaux et d'un abord facile. Chaque fois que l'approvisionnement est épuisé, le coffre doit être aéré et même
lavé, puis séché.

Le foin est conservé sous des hangars, dans des greniers
ou en meules. Lorsqu'on l'emmagasine au moment de la
récolte, on doit le tasser uniformément.

On agit de la même façon à l'égard de la paille.

Les farines ne se conservent pas longtemps et exigent de
grands soins. Elles s'échauffent rapidement, se pelotonnent.
Il faut les mettre en couches minces, les remuer, les aérer
fréquemment.

III.

HYGIÈNE DES ÉCURIES.

L'habitation fournit au cheval non seulement un abri contre les vicissitudes atmosphériques, mais aussi un milieu dans lequel il trouve un air pur, d'une température uniforme et modérée, une place suffisamment grande, bien propre, bien emménagée, sèche, éclairée, dans laquelle il peut manger et se reposer très à l'aise, sans être inquiété ni gêné de quelque façon que ce soit.

Telles sont les conditions générales d'une bonne écurie; voyons comment on peut les obtenir.

Emplacement. — Il est rare que l'on ait occasion de faire construire des écuries nouvelles; la plupart du temps, il faut savoir, en les appropriant, tirer le meilleur parti possible de celles qui existent et les rendre, sinon toujours belles, du moins toujours salubres.

L'emplacement — ou l'assiette, — pour autant qu'il puisse être choisi, doit être un terrain sec, plutôt élevé que bas, d'un abord facile, pourvu de bonne eau, n'offrant, dans le voisinage, ni marais ni surtout aucune source d'humidité [terre argileuse avec nappes souterraines] ni autre cause d'insalubrité.

L'*orientation* ou l'exposition à l'égard d'un des points cardinaux varie selon les climats. En général, on évite de diriger la façade dans laquelle sont percées les portes et les fenêtres, du côté des vents dominants, surtout des vents froids et humides. Dans notre pays, l'exposition à l'Est est généralement la meilleure.

Les *matériaux* seront de bonne qualité ; on rejettera avec soin tous ceux qui jouissent de la propriété d'absorber et de retenir l'humidité.

Dimensions et distribution. — On a l'habitude de classer les écuries suivant leurs dimensions : en petites, moyennes et grandes, ou suivant la manière dont les chevaux sont placés : en simples et doubles, selon que les chevaux sont sur une ou sur deux rangées. Nous préférons distinguer les écuries en écuries d'officiers ou de maître et en écurie de troupe.

L'officier qui n'a besoin que d'une écurie pour 2 à 4 chevaux place ceux-ci sur une seule rangée. Dans ce cas, les meilleures dimensions sont de 5 mètres au moins de profondeur, de 6 si c'est possible, dont 4 mètres à $3^m,5o$ pour l'emplacement du cheval, et de $3^m,6o$ de hauteur. Quant à la longueur, elle est calculée à raison de $1^m,55$ à $1^m,7o$ par cheval, si les séparations sont mobiles, et de $1^m,8o$ à 2 mètres si les séparations sont fixes [stalles].

Une trop grande élévation de plafond rend l'écurie froide et le réglage de la température difficile. Néanmoins, si le nombre de chevaux dépasse 6 ou 7, la hauteur sera de 4 à 5 mètres et même davantage pour celles qui logent plus de 25 chevaux.

Les écuries *simples* sont à une seule rangée. Dans les écuries *doubles*, les chevaux sont placés sur deux rangées, soit tête à tête, avec un couloir derrière chacun des rangs, soit croupe à croupe, avec un seul couloir au milieu. Dans le premier cas, les écuries doubles sont de 12 mètres de largeur ; celles-ci peut n'être que de 1^m,50 lorsque les chevaux sont placés croupe à croupe. Cette dernière disposition est préférable; elle facilite le service et la surveillance.

Des diverses parties de l'écurie. — Les *murs* doivent être en matériaux secs, cimentés dans la zone inférieure, crépis et badigeonnés au blanc de chaux afin que la surface en soit lisse et unie.

Le *plafond* sera voûté de briques et non en planches, avec poutrelles métalliques *recouvertes*, afin que la vapeur d'eau ne vienne pas se condenser à leur surface pour retomber ensuite sur les animaux.

Le *parement* régulier, uni sans être glissant, imperméable, en briques dures placées sur champ, en pavés de pierre bleue, ou en bois dur. Il est horizontal sur une étendue de 1^m,50, à partir de la crèche, puis on lui donne une inclinaison en arrière, à raison de 0^m,015 à 0^m,02 par mètre, jusqu'à la rigole.

Le *couloir* est la partie réservée derrière les chevaux pour la circulation et les nécessités du service. Sa largeur est de 2 mètres au moins; sa surface bien unie, sans être glissante, bien nivelée, d'un nettoyage facile et ayant une pente douce vers la rigole.

La *rigole* située contre le bord postérieur de la litière a pour destination de conduire les urines dans un réservoir spécial. Elle est donc en pente douce d'un côté; sa profondeur et sa largeur ne doivent pas être trop grandes afin que les pieds des chevaux ne puissent s'y engager ni glisser. Elle est à ciel ouvert ou recouverte d'un plafond à jour.

La *mangeoire* est le récipient dans lequel on place l'avoine et les boissons. Elle est en pierre de taille ou en fonte, quelquefois en bois. La pierre vaut mieux, le bois s'imprègne facilement de liquides et les chevaux le mordent. Chaque cheval peut avoir son récipient, quelquefois deux, dont l'un pour l'avoine, l'autre pour les boissons; ou bien la crèche peut être commune à tous les chevaux d'une même rangée. Cette dernière disposition simplifie le service, mais offre des inconvénients quant à la répartition des liquides.

La crèche doit être assez profonde [0m,30] et plus large dans le fond que près du bord afin que les chevaux puissent aisément y remuer les mâchoires, mais sans qu'ils puissent projeter l'avoine en dehors. Si l'on a de vieilles crèches à excavation trop large, on remédie à cette défectuosité en garnissant le fond d'un ou de deux gros cailloux ou en les divisant en compartiments par des barreaux en fer que l'on place transversalement et laissant entre eux un intervalle suffisant pour que l'animal puisse atteindre les aliments.

Les mangeoires ou crèches, dont tous les angles sont bien arrondis, sont placées à une hauteur de 1m,10 du sol à compter de leur bord supérieur; elles doivent reposer sur un mur plein.

Le *râtelier* est destiné à recevoir la paille et le foin; il est en bois et de préférence en fer. Il est appliqué obliquement contre le mur à 0m,50 au-dessus de la mangeoire, le bord supérieur écarté de 0m,40 de façon à former un angle ouvert vers le haut. Les fuseaux, longs de 0m,70 environ, gros de 0m,02 de diamètre, ont entre eux un intervalle de 0m,11 à 0m,12.

Le râtelier, dans les grandes écuries, est ordinairement d'une pièce pour une même rangée. Dans les box et les stalles chaque cheval a sa *corbeille*.

Moyens d'attache. — Divers systèmes sont en usage :

1° Une chaîne ou une longe, de 1^m.35 de longueur, fixée d'une part au licou et passant par un anneau fixé à la crèche en y glissant par le contre-poids d'un billot en bois ou en fonte. Au lieu d'une chaîne, on en met quelquefois deux, une de chaque côté ; parfois aussi le billot est caché dans un tube en bois ou en fonte dans lequel il descend ;

2° Une tringle en fer allant de la partie supérieure de la crèche au sol, le long de laquelle glisse un anneau terminant une chaîne d'attache de 0^m.60 a 0^m.65. La tringle est assez près du mur pour que le cheval ne puisse engager le pied.

Quel que soit le moyen d'attache, deux choses sont à éviter : que le cheval puisse manger la ration du voisin, le mordre, le tourmenter ; qu'il puisse se prendre les membres dans les chaînes. Le système à tringle offre, sous ce double rapport, des avantages incontestables.

Séparations. — Les moyens de séparation sont :

1° La barre en bois, bien arrondie ;

2° La barre en fonte, celle-ci ne fait pas de bruit lorsque l'animal frappe ;

3° Le bat-flanc est une barre à laquelle se trouvent suspendues une ou deux planches descendant jusque près de la litière. Ce moyen protège mieux les chevaux contre les coups de pied des voisins.

Les barres et les bat-flancs doivent être appendus, par leur extrémité antérieure, à la crèche par l'intermédiaire d'un crochet et à la hauteur de la moitié de l'avant-bras. En arrière ils doivent descendre jusqu'à la partie supérieure du jarret.

L'extrémité postérieure des barres est maintenue, appendue soit au plafond, soit à un poteau vertical, soit à une tringle horizontale. Quel que soit le point d'appui, l'essentiel c'est que la barre puisse être détachée et dégagée rapidement, instantanément. Pour atteindre ce but de nombreux moyens ont été préconisés.

Le premier est le nœud coulant fait avec la corde, mais celle-ci se gonfle en absorbant l'humidité et, au bout de quelque temps, on éprouve de très grandes difficultés pour opérer le dégagement.

Un second système consiste en un barreau en fer coudé dont le côté horizontal tourne dans une ouverture pratiquée dans le poteau, et dont la branche verticale, après avoir reçu l'anneau qui termine la chaîne de support, est dirigée vers le haut et maintenue dans sa direction par un anneau coulant. Il suffit de remonter celui-ci pour que la branche verticale, n'étant plus maintenue, tourne sur son axe et laisse tomber le poids qu'elle soutenait.

Un troisième est formé d'un crochet, d'une sorte de sauterelle soutenue par une corde et maintenue verticalement par un anneau. En faisant remonter celui-ci le crochet fait bascule.

Enfin, un procédé nouveau [procédé à tenailles] comprend une cheville de fer enserrée dans une sorte de pince composée de deux plaques métalliques, dont la force de résistance correspond exactement au poids de la barre. Dès que le cheval prend appui, les branches cèdent et la barre tombe.

Les stalles sont séparées par des cloisons complètes *fixes* ou exceptionnellement mobiles. Ces cloisons ont 3 mètres à 3ᵐ,50 de longueur, hauteur de 1ᵐ,60 en avant et de 1ᵐ,20 en arrière.

Box. — Enfin, les chevaux sont placés en liberté dans de petites écuries ou cellules appelées *box*. Le box offre de nombreux avantages, notamment celui de permettre au cheval de circuler, de prendre l'attitude qui lui convient le mieux. De là fatigue moindre des membres.

L'aire des box doit avoir au moins 9 mètres carrés de superficie et le plus petit côté ne peut avoir moins de 2ᵐ,30.

Les *portes* en nombre proportionnel avec les dimensions de l'écurie s'ouvrent sur le corridor latéral ; dans les petites écuries, il n'y en a qu'une seule, laquelle s'ouvre ordinairement dans l'écurie. La largeur est de 1ᵐ,10 minimum, la hauteur de 2 mètres. Il est prudent de garnir les bords d'un tambour tournant sur axe.

Dans les petites écuries on coupe la porte à son tiers supérieur afin de rendre cette partie indépendante et de pouvoir l'ouvrir en laissant la partie inférieure fermée.

Les *fenêtres* servent à laisser passer l'air et la lumière. Leur nombre varie selon la dimension de l'écurie. Elles sont placées dans le mur opposé à celui de la tête, dans les écuries simples, à une hauteur de 3 mètres à 3ᵐ,50 du sol ; elles s'ouvrent en basculant sur le bord intérieur de façon à ne pas laisser pénétrer la pluie. Elles doivent s'ouvrir et se fermer sans difficulté et au moyen d'un système très simple.

Ventilation, aération. — La vie ne s'entretient que par l'introduction incessante d'air. Le cheval *enfermé* a besoin de 22 à 25 mètres cubes d'air pur par heure; car nous savons qu'à chaque expiration l'air sort de la poitrine moins riche en oxygène et plus chargé d'acide carbonique. Le volume d'air nécessaire exigerait des habitations très vastes et dès lors elles seraient trop froides. Il importe donc d'établir un renouvellement d'air incessant, c'est-à-dire d'établir la *ventilation*.

La condition la plus importante à laquelle doit répondre la ventilation est d'amener l'air en quantité suffisante sans former des courants d'air. Les portes et les fenêtres constituent les moyens les plus simples et les plus actifs; il faut y joindre les cheminées d'appel, les barbacanes et les ventilateurs spéciaux.

La ventilation doit-elle être *permanente* ou doit-elle n'être établie que momentanément pendant une durée déterminée? L'air pur étant la première condition de santé, on ne peut s'exposer à laisser séjourner et s'accumuler les émanations diverses, ne fût-ce que pendant un temps très court. L'aération permanente, pendant la nuit comme pendant le jour, répond donc aux meilleures conditions hygiéniques, surtout pour ce qui concerne les grandes écuries. Lorsque l'atmosphère intérieure est froide, ce n'est pas en fermant les fenêtres que l'on doit chercher à réchauffer les animaux, mais en faisant usage de couvertures. Il y a cependant indication de les fermer lorsqu'il s'agit d'empêcher l'introduction de l'air chargé d'humidité, sous forme de brouillard surtout.

La **litière** consiste en une couche de substance végétale destinée à former une paillasse douce sur laquelle le cheval peut se reposer et qui absorbe en outre la partie liquide des excréments.

Les substances les plus employées sont : les pailles de céréales, la tourbe, les tiges de légumineuses, les feuilles d'arbres et la sciure de bois. Parmi les pailles, celle de seigle est la plus résistante, puis vient celle de froment et enfin celle d'avoine.

La tourbe forme une excellente litière qui, au point de vue de l'hygiène, est égale à celle de paille. Son pouvoir absorbant est considérable et elle forme un couchage doux, élastique et généralement favorable aux pieds des chevaux; mais pouvant cependant être nuisible lorsque les pieds sont creux.

parce qu'elle s'accumule et se tasse contre la sole; y forme un
tampon dur; si on ne la renouvelle pas à temps, si on la
laisse se charger d'humidité elle provoque aussi le ramollissement de la corne. De plus la litière est d'un aspect moin-
flatteur, elle est plus poussiéreuse et ne donne pas à l'écurie
cet air de propreté que l'on obtient par la paille.

La litière peut être retirée tous les matins, séchée au grand
air, puis replacée le soir : c'est la litière temporaire ou journalière. La litière permanente est celle qu'on laisse à demeure
pendant un mois environ. Les instructions du 3 août 1853
sont encore en vigueur, elles sont suffisantes.

Quand on veut faire la litière, on lave le pavé, on en sable
la partie postérieure, puis on dépose la paille en couche uniforme d'une épaisseur de 10 centimètres et on la finit contre la
rigole par un bourrelet replié de dessus en dessous.

Les crottins sont soigneusement enlevés au fur et à mesure
de leur expulsion, et les parties mouillées sont recouvertes
de paille sèche, sans que l'on ait jamais à remuer les couches
profondes. On évite, par tous les moyens, de mettre celles-ci
en contact avec l'air. De cette façon, la litière acquiert une
grande épaisseur en employant une faible quantité de paille;
le couchage est doux, la température est plus uniforme et
aucune odeur ne se fait sentir.

Dès que l'on doit faire la vidange des écuries, on place tous
les chevaux hors du local, puis on ouvre largement portes
et fenêtres. La paille sèche est mise de côté pour former le
fond de la prochaine litière; le pavé est bien nettoyé, arrosé
avec une solution de sulfate de fer ou de chlorure de chaux et
l'on refait une nouvelle paillasse.

Tenue des écuries. — L'hygiène des écuries peut être
ramenée à trois chefs principaux : *la propreté, l'aération et la
température.*

La propreté est une condition essentielle, car tout ce qui est malpropre sert de véhicule aux miasmes et aux virus. Ainsi, on veillera à ce que le sol soit bien dépouillé des matières excrémentitielles, puis recouvert d'une bonne litière que l'on entretiendra avec le plus grand soin. Les couloirs seront balayés et brossés après la distribution des fourrages, à chacun des repas ; ils seront aussi lavés fréquemment. Les murs et le plafond seront brossés périodiquement afin de n'y pas laisser séjourner les poussières et de détruire les toiles d'araignée ; ils seront blanchis à la chaux une fois par an. Les crèches surtout seront entretenues dans un grand état de propreté, ainsi que le râtelier, les barres et les chaînes. S'il existe des égouts, les *regards* seront attentivement surveillés, on y jettera de l'eau pure ou tenant en dissolution du sulfate de fer [20 grammes par litre] ou du chlorure de chaux [16 grammes par litre] (¹).

La ventilation doit être large, sans courant d'air, et être établie d'une façon permanente. Les fenêtres ne seront ouvertes que d'un côté et ce sera du côté opposé à la direction du vent, lorsqu'il existe des fenêtres sur les deux parois. Chaque fois que les chevaux seront sortis, on ventilera largement. Lorsque le temps le permettra, on attachera les chevaux à la porte [bains d'air], à l'abri du vent et du soleil ardent. Pendant les nuits froides, la ventilation doit être maintenue d'une façon modérée mais soutenue.

La température la plus favorable est celle qui varie de 10 à 15 degrés ; pendant les grands froids de l'hiver, elle peut descendre à 6 ou à 8 degrés. Il serait dangereux de tenir les écuries trop chaudes, car les animaux souffriraient davantage

---

(¹) Le chlorure de chaux sec ne produit guère d'effet désinfectant, il faut le dissoudre dans l'eau.

de la transition brusque lorsqu'on les ferait sortir pour se rendre au travail.

En été, pendant les chaleurs, la ventilation sera plus large. On projettera de l'eau sur les couloirs; on interceptera l'entrée des rayons du soleil, à l'aide de stores, ou d'écrans faits en paille et placés devant les fenêtres, ou bien encore en badigeonnant celles-ci avec de l'eau chargée de craie.

L'usage de couvertures est absolument nécessaire pendant les saisons froides, surtout lorsque la ventilation permanente est mise en pratique.

Les annexes et les ustensiles d'écuries, tels que les seaux, les cuvettes, sont en bois dur, cerclés de fer; ils doivent être d'une propreté rigoureuse.

Les fourches destinées à égaliser la litière sont en bois, afin de ne pas blesser les chevaux.

Les paniers à crottins doivent toujours être tenus hors de l'écurie.

Les citernes servant d'abreuvoir doivent être suffisamment vastes pour que la ration d'eau puisse y séjourner et y prendre la température convenable.

La **désinfection** de l'écurie doit être faite chaque fois qu'une maladie contagieuse aura régné sur plusieurs chevaux. Dans les cas de morve ou de farcin, on pourra se borner à désinfecter la place occupée par le malade ainsi que celles occupées de chaque côté par les voisins.

Voici comment on procède.

La litière est enlevée et brûlée; les murs de face, le pavement, surtout dans les interstices, la mangeoire et le râtelier sont grattés, puis minutieusement brossés et lavés à l'eau bouillante d'abord, puis avec une solution concentrée de chlorure de chaux ou d'acide phénique. L'acide sulfureux est aussi un désinfectant très énergique et qui a l'avantage de s'attaquer aussi bien à l'air contenu qu'aux objets divers. On place du soufre en bâton ou en poudre sur une assiette, on l'enflamme à l'aide d'une allumette, puis on ferme hermétiquement les portes et les fenêtres pendant douze heures au moins. Cent grammes de soufre suffisent pour une écurie de quatre chevaux.

On désinfecte aussi par le chlore que l'on dégage en versant de l'acide sulfurique sur de l'eau contenant du chlorure de chaux.

Tous les objets de harnachement doivent aussi être désinfectés, soit par le soufre, soit par le chlore. Les parties en cuir sont ensuite lavées et graissées; les parties en fer sont passées au feu; l'éponge et la brosse sont brûlées.

Le lendemain les barreaux du râtelier sont frottés au papier de sable, puis ils sont repeints au goudron et les murs sont badigeonnés au lait de chaux phéniqué [100 grammes d'acide phénique du commerce par seau de lait de chaux].

Les magasins à fourrages sont ordinairement situés au-dessus des écuries, dont ils doivent cependant être séparés par une cloison complète [voûte ou plancher] afin que les émanations n'imprègnent pas les denrées en magasin.

La fosse à fumier est située dans le voisinage des écuries, mais non en dessous, ni dans celles-ci; elle doit être éloignée des puits, citernes ou autres réservoirs destinés à contenir de l'eau potable. La fosse doit être étanche et pouvoir être fermée ou ouverte à volonté. Si l'on dépose le fumier sur le sol, on le répand uniformément et on place le tas à l'abri du soleil et de la pluie.

Lorsque le fumier répand de l'odeur, on l'arrose avec une solution de sulfate de fer [15 grammes par litre d'eau].

IV.

HYGIÈNE DE LA PEAU.

Fonctions. — La peau est un organe dont les fonctions sont de la plus haute importance. Non seulement elle abrite et protège les organes internes, mais elle intervient activement dans les phénomènes de la respiration et de la nutrition; elle maintient l'équilibre de la température du corps et établit la balance dans les liquides par la perspiration [transpiration insensible] et par la transpiration proprement dite [sueur]. De plus, elle reflète exactement la manière dont s'exécutent les fonctions; elle est, peut-on dire, le miroir de l'état de santé.

La peau reflète l'état de santé. — Chez les chevaux bien portants la peau se détache facilement des tissus sous-jacents; elle roule, dit-on, tout en donnant aux doigts qui la compriment une sensation de souplesse; le poil est bien couché, feutré, lisse; son reflet est d'un ton franc ou brillant. Au contraire, la moindre indisposition rend le poil terne; si elle s'accentue, le poil se redresse [poil piqué]. Dans d'autres cas, le poil change de teinte, devient roussâtre [poil brûlé]; dans les maladies chroniques, le poil est long, dur, la peau est sèche, adhérente.

La **mue** est la chute périodique des poils et leur remplacement par d'autres. Ce phénomène, commun à beaucoup d'animaux, a lieu chez le cheval au printemps, après les quelques premières semaines de soleil, un peu plus tôt ou un peu plus tard, selon diverses conditions inhérentes au milieu dans lequel les animaux ont vécu, ainsi qu'à leur état de santé, la nourriture, etc.

La mue est précoce chez les individus bien portants, bien nourris et bien pansés. Dans les écuries chaudes, chez le cheval de luxe sur lequel on maintient constamment des couvertures, la mue est pour ainsi dire permanente. Elle est tardive, lente et difficile à se produire chez les chevaux maigres, malades, mal nourris, chez ceux qui sont logés dans les écuries froides et humides. Les crins ne la subissent que rarement.

La mue est un phénomène critique pendant lequel l'animal, sans être précisément malade, n'est cependant pas en complète santé; il est dans une situation qui le prédispose aux maladies, qui le rend mou, sensible aux influences extérieures du froid et du chaud; souvent l'appétit est capricieux. Cet état se prononce davantage si le poil s'allonge ou si la chute languit, si elle est irrégulière. Dans ces circonstances, il faut mettre grand soin à abriter le cheval contre toutes causes de refroidissement et chercher à favoriser, même jusqu'à l'excès, les fonctions de la peau. A cet effet, on fera usage de couvertures chaudes, on élèvera la température de l'écurie; on fera manger des carottes et des *mash* chauds dans lesquels entreront chaque jour 50 grammes de graines de lin et 30 grammes de graines de chènevis ou de coriandre; et, comme mesure extrême, si le cheval n'est pas malade, on le fera galoper jusqu'à transpiration, puis on appliquera immédiatement des couvertures préalablement chauffées, ainsi que des flanelles aux membres.

Pansage. — Le pansage consiste en quelques opérations ayant pour but de débarrasser la peau des impuretés qui la recouvrent. Les frictions qui en résultent et le débarras des matières étrangères rendent les fonctions plus actives, tout en faisant disparaître les causes de démangeaison. C'est une opération dont les bons effets ne sont plus à démontrer, et ce n'est pas sans raison que l'on dit : « cheval bien pansé est à moitié nourri ».

Il doit être procédé à un, ou mieux, à deux pansages par jour.

Les objets dont on se sert varient selon la finesse de la peau et son état de plus ou moins grande propreté.

Bouchonner, c'est frictionner énergiquement la peau à l'aide d'une forte poignée de paille libre ou tressée, que l'on tient dans chaque main. Cette opération a surtout pour but de sécher la peau lorsqu'elle est mouillée et d'y ramener l'activité dans la circulation du sang, lorsque le cheval a subi un refroidissement, soit par une cause extérieure, soit par l'effet d'une indisposition.

Le bouchon sert aussi à nettoyer la peau. La paille, le foin, la tourbe, les crottins même peuvent servir à cet usage.

L'étrille ne sert que pour les chevaux dont la peau est épaisse et peu sensible, lorsque la boue ou les excréments ont agglutiné les poils. Pour le pansage des chevaux fins, elle ne peut servir qu'à nettoyer la brosse.

La brosse à poils raides convient pour les différentes régions ; cependant, on réserve la brosse en chiendent pour la queue et la crinière. Le chiffon en laine ou en flanelle sert à lustrer le poil ; il en est de même de l'époussette ; on se sert de ces objets pour enlever la poussière en dehors des heures de pansage, au moment de seller ou de harnacher les chevaux.

L'éponge sert à laver les lèvres, les naseaux, les yeux et l'anus ; il importe d'avoir une éponge à l'usage exclusif de chaque cheval.

Le cure-pied est nécessaire, car les pieds doivent être nettoyés tous les jours.

Le pansage doit être fait avec méthode, en commençant par la tête, l'encolure, le tronc et enfin les membres.

Chaque fois que les conditions atmosphériques le permettront, le pansage sera fait en plein air.

Le *couteau de chaleur* est une bande métallique très souple à l'aide de laquelle on racle l'eau ou la sueur qui couvre le corps du cheval.

Lotions et lavage des membres. — Sous le prétexte de ne pas refroidir un cheval qui rentre à l'écurie après avoir travaillé dans la boue, certains auteurs ont présenté les lavages des membres comme étant une pratique dangereuse. Il serait bien plus dangereux de laisser la boue séjourner et se dessécher sur la peau. Il convient, au contraire, de laver rapidement celle-ci à l'eau froide ou à l'eau tiède selon la saison, d'essuyer et de sécher les membres avec grand soin, par des frictions sèches; puis, si la chose est possible, de mettre des bandes.

Le *fourreau* réclame des soins de propreté que l'on néglige trop souvent. La matière sécrétée s'accumule en quantité assez considérable pour former des pelotes dures, qui irritent les tissus et répandent une odeur désagréable. Le lavage, qui doit être fait à des époques rapprochées, exige des précautions et des soins particuliers. Il faut faire usage d'eau tiède dans laquelle on a fait dissoudre du savon de Marseille, et 10 grammes de borax par litre de liquide. L'individu chargé de faire cette opération doit avoir les ongles des doigts courts; il prendra la verge d'une main et la dégagera du fourreau, puis, à l'aide d'une éponge imbibée de liquide, il enlèvera toutes les impuretés qui la recouvrent; il agira de même pour l'intérieur du fourreau.

Les **bains** stimulent les fonctions de la peau et débarrassent celle-ci des substances étrangères de diverse nature répandues sur sa surface; ils rafraîchissent l'animal et le défatiguent après un travail prolongé exécuté par un temps chaud.

On distingue les bains en généraux et en locaux.

Les bains généraux consistent à faire passer et séjourner pendant 5 à 10 minutes au plus le cheval dans un étang, ou mieux, si possible, dans une eau courante, en l'y faisant pénétrer jusqu'à ce que l'eau atteigne à peu près la moitié du tronc.

L'eau ne peut avoir une température inférieure à 12 degrés et le cheval ne peut y pénétrer lorsqu'il est en transpiration, ou avant qu'une heure et demie se soit écoulée depuis la fin du dernier repas.

Au sortir du bain, le cheval doit être séché rapidement par un bouchonnage énergique, par l'application de couvertures et de bandes en flanelle, ou mieux par un travail au soleil.

Les bains locaux n'atteignent que les membres, ils peuvent être pris plus fréquemment que les bains généraux. Ils conviennent particulièrement lorsque les animaux sont fatigués, qu'ils souffrent de la chaleur.

Immédiatement après le bain, il faut remettre les chevaux en mouvement.

Malgré les bons effets que l'usage des bains peut produire, il est néanmoins prudent de ne pas en abuser, surtout lorsqu'il s'agit de bains généraux appliqués à un grand nombre de chevaux rassemblés; les causes d'accidents de toutes sortes sont très nombreuses.

La toilette. — Afin de donner plus de finesse et plus d'élégance aux formes du cheval et cela sans porter préjudice aux fonctions, on coupe les poils et les crins dans certaines régions. Nous n'entrerons pas dans les détails de cette opération, nous nous bornerons à recommander de ne pas enlever les poils qui garnissent l'intérieur des oreilles et de ne pas couper trop courts ceux du pli du paturon. Cette dernière observation est surtout applicable aux chevaux qui doivent marcher dans les chemins boueux. Dès que la toilette est achevée et pendant les jours suivants, il est bon d'oindre la peau du pli du paturon avec un peu de vaseline ou de glycérine. On agit de même lorsque le cheval doit marcher dans la neige ou dans une boue irritante.

La **tonte** est l'opération par laquelle on rase les poils sur toutes les parties du corps. Pendant longtemps elle a été considérée comme inutile par les uns, nuisible et dangereuse par les autres. Aujourd'hui les préventions et les craintes se sont dissipées, et la tonte est devenue d'un usage général, grâce aux bons effets que l'on en obtient, grâce aussi à la facilité avec laquelle on la pratique.

La *tonte* produit des effets multiples ; elle permet de mieux entretenir la propreté de la peau, de sécher rapidement celle-ci lorsqu'elle a été mouillée par l'eau ou par la sueur ; elle stimule et active la circulation du sang et partant les fonctions de la peau ; elle réveille de l'état de torpeur nutritive certains chevaux maigres, inappétents, incapables de fournir un travail actif ; elle fait parfois renaître, en quelques jours, la vigueur et la force là où il n'y avait qu'indolence et faiblesse.

De tous les inconvénients ou dangers dont on a accusé la tonte, pas un seul n'existe si l'on fait cette opération avec toutes les précautions et tous les soins nécessaires. Elle est applicable à tous les chevaux dont les poils sont longs et touffus. On a cru pendant longtemps à l'utilité de ce vêtement protecteur, mais ces poils affaiblissent ou entravent les fonctions cutanées et servent de réceptacle à l'humidité, à la sueur, liquides dont l'évaporation produit le refroidissement.

Il convient de ne pas tondre le cheval indifféremment à toutes les époques. C'est ordinairement fin d'octobre que l'on procède à la première tonte; celle-ci peut être renouvelée au bout de deux ou trois mois selon les conditions dans lesquelles le cheval est placé. Aujourd'hui qu'il existe des appareils qui permettent de couper le poil à demi-longueur, on peut répéter cette opération plus fréquemment et sans dégarnir aussi complètement la peau.

Le cheval qui va être rasé doit être placé dans un local fermé, à l'abri du vent et de la pluie, et même du simple courant d'air. Aussitôt l'opération finie, on le couvre, et pendant plusieurs jours on aura la précaution de ne pas le laisser stationner à l'air froid ou humide ou du moins, si l'on ne peut éviter ces fâcheuses conditions, on protégera l'animal par des couvertures.

Le pansage sera fait en se servant de brosse souple ou de chiffon.

Le *flambage* consiste à brûler le poil; les appareils sont au gaz ou au pétrole. Cette opération est difficile, délicate, et est souvent accompagnée d'accidents [brûlure]. La toilette ainsi faite est loin d'être aussi belle que la toilette obtenue par la tondeuse. Aussi le flambage est-il généralement abandonné depuis que les appareils à raser sont perfectionnés.

V.

HYGIÈNE SPÉCIALE DES JEUNES CHEVAUX.

C'est émettre un principe presque banal de dire que la somme et la durée des services rendus par un cheval dépendent, en grande partie, des soins qu'il a reçus pendant son jeune âge et de l'intelligence qui a présidé à son dressage, à son entraînement au travail. Ce principe est confirmé par les faits quotidiens. Si l'on rencontre tant d'articulations tarées, si l'on voit si fréquemment des jarrets ruinés, des chevaux frappés d'usure précoce, c'est que l'on a soumis aux efforts d'un travail trop intense des os imparfaitement développés ou des muscles insuffisamment nourris. La grande coupable, c'est la méthode irrationnelle ou antiphysiologique qui a présidé à la mise au travail. Les règles de l'hygiène diffèrent quelque peu suivant que le cheval a été élevé dans le pays ou qu'il a été importé récemment. Comme cette dernière condition est la plus fréquente, c'est d'elle que nous nous occuperons plus spécialement sous les principaux points de vue du logement, de la nourriture, des maladies et du travail.

La nourriture des jeunes chevaux doit être saine et abondante ; tous les fourrages doivent être de premier choix et la quantité sera suffisante pour faire face aux nécessités de l'entretien, aux besoins de l'accroissement, et plus tard à ceux du travail.

Mais le jeune âge a le privilège de certaines affections pendant la durée desquelles il faut un régime approprié à l'état des sujets. Ce sont surtout les chevaux élevés sur un sol étranger qui paient la plus large part à ces maladies, que souvent l'on a désignées sous le nom de maladies d'acclimatement.

Acclimatement. — Le cheval vit sous tous les climats d'Europe; néanmoins, lorsqu'on le transporte d'un pays dans un autre, il subit les influences diverses se rapportant les unes aux conditions mêmes du transport, les autres aux différences de milieu, de nourriture et de climat. Nous confondrons ensemble les effets de ces conditions variées.

Quelques jours après leur arrivée dans le pays, les jeunes chevaux — les chevaux adultes sont moins souvent malades — qui ont traversé la mer ou qui ont parcouru un long trajet en chemin de fer deviennent ordinairement malades. Ils perdent l'appétit, toussent; les muqueuses prennent une couleur rouge plus ou moins foncé; puis les naseaux deviennent humides, les yeux larmoyants, et le jetage, de limpide qu'il était d'abord, devient purulent, ainsi que le liquide sortant des paupières. En même temps les glandes de l'auge s'engorgent et s'abcèdent. — Il serait de la plus haute imprudence, de la part du propriétaire, de ne pas réclamer les soins immédiats du médecin vétérinaire.

Mais, lorsque les symptômes sont bénins, qu'ils se bornent à un léger jetage ou lorsque le cheval paraît bien portant, il faut le faire vivre au grand air si les conditions atmosphériques le permettent, et surtout au grand air en liberté, en prairie. Si celle-ci fait défaut, on attachera le cheval à la porte durant toute la journée, à l'exception du temps consacré à deux promenades d'une demi-heure chacune, l'animal étant conduit en main et au pas.

Si, par suite de mauvais temps, les chevaux doivent rester à l'écurie, il faudra les couvrir chaudement, éviter l'encombrement, établir une ventilation large et permanente.

Il est prudent de séparer les nouveaux venus des anciens. Cette règle de prudence devient une prescription formelle, lorsque ces maladies catarrhales que l'on confond sous le nom de *gourme* prennent un caractère putride. — Elle est encore une prescription formelle lorsqu'on remarque sur le corps des boutons assez gros, arrondis, plus ou moins nombreux surtout sur la croupe et sur le dos. Ces boutons sont contagieux ; ils se transmettent même par l'intermédiaire des couvertures et des effets de pansage. De là indication absolue d'isoler les chevaux, de les faire soigner par une même personne, et de ne se servir, ailleurs, des objets de cette écurie qu'après une désinfection complète.

La peau est généralement sale, malpropre ; des lavages généraux seraient dangereux ; mieux valent les coups de bouchon prolongés.

La nourriture doit être essentiellement émolliente, rafraîchissante : peu ou point d'avoine ; de la farine d'orge, du son brisé, du *mash*, des carottes et du trèfle, si c'est possible. Ce régime durera aussi longtemps que l'état du cheval l'exigera ; on n'ordonnera le régime sec que lorsque toutes les fonctions s'exécuteront normalement. On le prolongera surtout dans le cas [et ce cas est fréquent] où l'acclimatement correspondrait avec le travail de la dentition, ne fût-ce que sous forme d'un *mash* tous les soirs.

C'est une erreur de croire que tous les chevaux doivent fatalement *faire leur gourme* ; il n'est pas exact non plus de dire que ce jetage, ces abcès dans l'auge, ne peuvent se produire qu'une fois sur le même sujet. C'est une garantie sans valeur que celle donnée par le marchand sous cette formule : la bête a fait ses gourmes.

La meilleure assurance, c'est que l'animal soit dans le pays depuis au moins un mois et que son état de santé ne laisse rien à désirer.

Chez l'éleveur comme chez le marchand, les chevaux sont préparés à la vente par une nourriture spéciale, dans le but de les *remplir*, de leur donner du corps, de les arrondir. Cette nourriture a surtout pour base l'avoine concassée, la paille hachée, la farine, le son, etc. Afin d'éviter les effets d'une transition brusque, il convient, alors même qu'il n'existe aucun signe de maladie, de ne donner la ration sèche ordinaire qu'après quelques jours seulement.

Dressage. — Pour ce qui concerne la mise au travail, le problème est beaucoup plus délicat, beaucoup plus difficile. La solution rationnelle ne peut être donnée que pour chaque individu en particulier, et par une personne ayant non seulement des connaissances approfondies d'équitation et de dressage, mais aussi des connaissances sur l'organisation intime du cheval, sur le fonctionnement des différents appareils, ainsi que sur la manière dont se fait l'accroissement de l'animal.

D'une façon générale, nous pouvons dire que le cheval peut être mis au trait vers 3 ans et demi à 4 ans; que le cheval portant un cavalier léger peut être monté à 4 ans et demi ou à 5 ans, au pas; les allures vives avec le poids du cavalier équipé, et surtout le galop, les airs de manège, les sauts d'obstacles ne pourront être demandés qu'à un cheval dont le développement sera complet, c'est-à-dire vers l'âge de six ans.

Le dressage sera fait en suivant une intelligente progression. Demander trop à un jeune cheval, surtout en vitesse, le surmener, c'est compromettre son avenir.

Nonobstant toutes les précautions, plusieurs chevaux ont

à en souffrir : les uns perdent l'appetit, maigrissent, dépé-
rissent; il faut suspendre tout travail jusqu'à ce qu'ils soient
revenus en condition. Si l'on ne s'est arrêté à temps, il faut
parfois plusieurs semaines, un mois ou deux, avant qu'ils
aient repris leur état normal.

Chez d'autres, on n'observe que de la fatigue, de la faiblesse; les mouvements manquent d'énergie; la gymnastique
modérée et la bonne nourriture auront raison de cette mollesse musculaire.

La peau, aux endroits sur lesquels les harnais frottent ou
prennent appui, doit être l'objet d'une surveillance journalière. Le cheval d'attelage se blesse aux épaules, le cheval de
selle au garrot et au dos. Outre que l'on doit ajuster avec
grand soin les différentes parties du harnais, il faut encore
préparer ces régions de la peau à ce contact nouveau pour
elles. A cet effet, on exercera des massages légers, des frictions avec de l'eau-de-vie camphrée, et chaque jour après le
travail, on fera une lotion à l'eau vinaigrée.

Si, malgré les soins, il survient des blessures ou des duril-
lons, il faut cesser tout travail jusqu'à complète guérison;
sans cela on s'exposerait à provoquer des tares, et, ce qui est
plus grave, à rendre le cheval difficile ou rétif.

Les jeunes chevaux non équilibrés, ceux chez lesquels les
allures ne sont pas réglées, ou ceux chez lesquels la force n'est
pas en rapport avec le travail qu'on leur impose, sont exposés
à se toucher, à se couper ou à forger. Le remède sera naturellement indiqué par la connaissance de la cause.

On observe assez fréquemment des boiteries sans lésions
marquées, sans localisations distinctes, surtout aux membres
antérieurs; parfois même cette gêne est manifeste aux deux
membres en même temps, et l'animal a perdu le brillant et
la vitesse de ses allures. Ce sont là des phénomènes patholo-

giques sérieux qui, sans être inquiétants, réclament néanmoins des soins attentifs. Ils sont l'expression, soit de contusion, soit de froissement des surfaces articulaires, d'irritation des capsules et des gaines synoviales; soit de contusion du tissu osseux, du périoste [de la inflammation donnant naissance aux suros]; soit enfin du tiraillement du ligament existant entre les petits os métacarpiens et l'os du canon, ou entre l'os du coude et l'os de l'avant-bras.

Quelle que soit la cause, la première indication est de suspendre le dressage, de mettre l'animal au repos, en box, ou mieux en prairie, et de faire instituer un traitement curatif approprié.

Les lésions aux membres postérieurs ne surviennent ordinairement que vers la fin du dressage, alors que l'on fait produire à l'arrière-train des efforts considérables dans le galop, le saut, etc. Elles ont ordinairement le jarret pour siège et leur gravité est malheureusement grande.

Les pieds des jeunes chevaux doivent être graissés tous les jours, ils doivent même être mis de temps en temps dans des cataplasmes, afin de conserver toute la souplesse à la corne.

Les fers doivent être légers, étroits et portant le moins d'étampures possible; ils ne sont pas pourvus de crampons.

LE TRAVAIL.

Travailler, c'est, au point de vue mécanique, dépenser une certaine somme de forces pour vaincre une résistance; en fait, c'est déplacer une masse.

L'effort est un déploiement instantané de forces que développent les contractions musculaires. Son intensité est proportionnelle au diamètre transversal des muscles; elle est en raison inverse de la vitesse imprimée au mouvement. Sa puissance trouve donc des conditions favorables dans des muscles volumineux, agissant sur des rayons courts et sous les angles articulaires peu ouverts.

Le cheval ressemble à une locomobile s'alimentant elle-même; il *travaille* à trois fins, c'est-à-dire à trois destinations différentes :

1° D'abord, en vue de sa propre subsistance : c'est le travail d'*entretien* ou travail d'*intérieur*, par lequel les fonctions s'exécutent; c'est par lui que tout être vivant respire, digère, c'est par lui aussi qu'il prend les attitudes diverses à l'écurie. Il s'accomplit en grande partie sans que l'animal en ait conscience; on ne peut en estimer la valeur;

2° En vue de déplacer, de transporter sa propre masse c'est le travail *extérieur*; il est en raison directe de la masse et de la vitesse; de plus, chez le cheval, chose importante à noter, il est subordonné au genre d'allure. On a établi expérimentalement que dans le travail extérieur ou de translation l'effort est de 0.05 du poids vivant pour l'allure du pas il est de 0,10 dans l'allure du trot. De sorte qu'un cheval du poids de 500 kilogrammes se transportera au pas à 1 mètre de distance en une seconde, en déployant un effort de 25 kilogrammètres; cet effort sera de 50 kilogrammètres s'il prend l'allure du trot;

3° Enfin, le travail *disponible* que l'homme peut transformer en travail *utile*, en l'affectant à un usage déterminé, est celui que l'animal produit en sus du travail d'entretien et du travail extérieur: chez le cheval de selle et le cheval d'attelage rapide, ce travail est réalisé sous forme de locomotion.

La **vitesse** découle de l'amplitude des mouvements et de la rapidité avec laquelle ces mouvements se produisent. Dans une même somme d'efforts, elle est inversement proportionnelle à la masse à déplacer, ou pour une même masse, proportionnelle à la force déployée. Elle trouve les conditions les plus favorables dans la longueur des rayons osseux, dans la longueur des muscles, ainsi que dans la grande ouverture des angles articulaires.

Le **fond** est la durée de résistance que le cheval oppose au travail; il s'applique surtout au travail en vitesse. Il est subordonné à la capacité de la respiration, de la circulation et de la nutrition, c'est-à-dire à la facilité avec laquelle l'animal s'assimile l'oxygène de l'air ainsi que les éléments de nutrition; il est aussi proportionnel à l'activité vitale qui règle ces grandes fonctions.

Le *fond* est essentiellement variable; il peut être préjugé plus ou moins, mais on ne parvient à l'évaluer que par l'expérimentation. Les indices du fond se trouvent surtout dans l'ampleur de poitrine, la fermeté des chairs, la sécheresse des tendons, dans la vigueur et l'énergie des mouvements. Il est favorisé par l'entraînement et par une nourriture intensive.

La **fatigue** est le sentiment de malaise que fait éprouver le travail exagéré. Le malaise ne tarde pas à devenir de la douleur, compliquée de difficulté, même de l'impossibilité de marcher.

La fatigue provient de la contraction musculaire trop long-temps répétée, ou trop intensivement exécutée, laquelle exige une consommation d'oxygène incessante opérant une sorte de combustion dont les produits imprègnent le sang. L'appel d'oxygène est en raison de l'intensité du travail : c'est pour-quoi, plus celui-ci est actif, plus la respiration est accélérée, plus aussi la circulation est rapide afin de porter dans la profondeur des tissus un sang chargé d'oxygène.

Signes auxquels on reconnaît la fatigue. — La fatigue a naturellement des degrés nombreux. Elle se traduit d'abord par une diminution dans la vivacité des mouvements ; il y a moins d'ardeur, les allures se ralentissent, le pas se rac-courcit ; le cavalier sent la nécessité de pousser l'animal. Un peu plus loin, le cheval perd la fixité dans le port de la tête, il encense. En outre, il butte ; il entre-croise les membres, se coupe ; change d'allures sans y être sollicité ; s'il est au pas et si le cavalier l'invite à allonger le mouvement, il trottine, ou s'il est au trot, il prend le galop et souvent un galop désuni. La respiration s'accélère, les naseaux se dilatent, les mouvements des flancs sont tumultueux ; il y a, en un mot, essoufflement. Si on arrête l'animal, il écarte les membres pour élargir la base de sustentation ; il porte la tête vers le bas, il change fréquemment de mode d'appui et trahit une sorte d'inquiétude dans les jambes. Il a l'air triste, l'œil morne ; si on cherche à le déplacer, il le fait avec peine et lentement ; il est peu sensible aux excitations de la cravache et des éperons.

L'influence du travail, au point de vue de son effet immédiat sur les fonctions, s'exerce surtout sur les poumons et sur le cœur. Le cœur bat plus fort et plus vite, et le *pouls* finit par donner un nombre de pulsations tel qu'il devient difficile de les compter. La respiration s'accélère; le flanc s'agite et précipite ses mouvements.

L'allure du pas n'apporte pas une bien grande perturbation dans la respiration et la circulation; mais le trot, après 2 kilomètres, élève le nombre des respirations de 20 à 25; le trot allongé, soutenu et surtout le galop rendent le flanc agité, précipité, donnant de 80 à 90 mouvements respiratoires à la minute. C'est là un indice d'un travail dont l'intensité est arrivée à son plus haut degré. M. Bonie a tiré de ces symptômes d'excellentes indications pour mesurer la réserve de forces vives. Dès que les poumons sont congestionnés la respiration reprend difficilement son calme physiologique. Aussi doit-on, dans la mesure du possible, interrompre les allures vives pendant 5 à 10 minutes, par une allure modérée ou même par le repos, afin de permettre aux poumons de se dégager. C'est là un point important si l'on veut *utiliser* jusqu'au bout toute la somme de force que l'animal avait en réserve; c'est surtout un point important au moment de faire produire un effort énergique, une charge, par exemple. On pourra recommencer un effort violent chaque fois que les mouvements respiratoires seront redescendus à 30 environ après 5 ou 6 minutes de repos; on s'exposerait à aller s'abattre au pied de l'ennemi si l'on tentait une charge avec des chevaux dont la respiration se maintient, après une halte de quelques minutes, à 70 ou 80 mouvements.

CAUSES OU INFLUENCES

QUI MODIFIENT L'INTENSITÉ DU TRAVAIL ET QUI PROVOQUENT OU ÉLOIGNENT LA FATIGUE.

La vitesse. — De toutes les conditions dont les effets se font le plus vivement sentir, la vitesse est la plus importante. *It is pace which kills*, disent les Anglais : c'est le train qui tue. Non seulement elle exige une grande somme d'efforts, mais elle entrave la plupart des fonctions, au point de provoquer des troubles profonds incompatibles avec la santé ou même avec la vie.

Pendant les allures lentes, les fonctions continuent à s'exécuter dans leur rythme normal : le cheval digère, respire, le sang circule de la même façon, ou à peu près, que pendant le repos. Pendant les allures vives, tous les mouvements sont précipités, les fonctions sont les unes arrêtées, les autres accélérées : toutes sont troublées. Le sang circule avec rapidité, les poumons se gorgent, les muscles se contractent violemment, les nerfs, après avoir été surexcités, s'épuisent. On trouve donc réunies, dans la vitesse, de nombreuses causes de fatigue, de maladies et d'usure.

Le genre d'allures. — En mécanique, l'*effort* est en raison de la masse à déplacer, de la vitesse et de la durée du mouvement : chez le cheval, un quatrième facteur intervient c'est le genre d'allures. Le mécanisme si varié des allures explique parfaitement l'influence considérable que celles-ci doivent exercer sur la fatigue, selon qu'elles sont des allures *marchées* ou *sautées*, selon que les membres agissent isolément ou par groupe.

Le *pas* est l'allure la plus lente, mais elle est aussi la moins fatigante. C'est une allure marchée dans laquelle il y a toujours deux membres à l'appui. Aussi, l'effort n'est que de 0,05 du poids vivant ; c'est-à-dire qu'un cheval de 500 kilos, marchant à une vitesse de $1^m,80$ la seconde, pendant 3600 secondes, fera un effort de :

$$500 \times 0,05 \times 1,80 \times 3600 = 162,000 \text{ kilogrammètres.}$$

Lorsque la nécessité d'arriver vite ne fait pas loi, l'allure du pas est celle qui mène le plus loin, le plus sûrement et dans des conditions telles que l'animal ne dépensera pas toutes ses forces, et qu'en arrivant au bout de sa longue étape, il possédera encore une certaine somme de forces vives que l'on pourra transformer en travail *utile*. Un cheval peut facilement marcher le pas pendant 10 à 12 heures, en faisant 6 kilomètres à l'heure, soit 60 à 72 kilomètres par jour. L'allure soutenue du pas offre cependant un inconvénient, non pour l'animal, mais pour le cavalier, que l'on oblige à rester en selle pendant un temps très long, à conserver la même attitude; ce qui le fatigue, l'ennuie et l'entraîne à prendre des positions fausses.

On a objecté aussi que le cheval devant conserver la charge sur le dos pendant un temps plus long, la fatigue devait être plus grande. Le raisonnement, l'expérience démontrent le contraire. En effet, nous verrons plus loin que, dans les allures rapides, l'animal doit projeter sa masse et le poids de la charge en l'air et en avant, puis recevoir le choc, etc., de façon à produire trois causes de dépense de forces : le support, le transport et la projection, cette dernière n'existe point dans l'allure du pas.

Le trot. — Dans le trot, les membres agissent par bipède pour recevoir le choc et lancer la masse en l'air et en avant.

Pour donner cette impulsion, il faut un effort énergique que l'on évalue à 0,10 du poids vivant, c'est-à-dire au double de celui du pas; de sorte que le cheval faisant 250 mètres à la minute ou 4m,16 à la seconde ferait, en 3600 secondes, un travail de

$$500 \times 0,10 \times 4,16 \times 3600 = 748,800 \text{ kilogrammètres.}$$

Ce qui revient à dépenser 4,62 autant de forces pour ne produire que 2,31 fois autant de vitesse, ou, en chiffres ronds, l'effort est quadruplé et la vitesse n'est que doublée.

Rien n'est plus variable que la durée possible du trot ou plutôt que l'espace pouvant être franchi par le cheval à cette allure. Alors que dans le parcours d'étapes ordinaires par une troupe montée, il est à recommander de ne pas dépasser 2 ou 3 kilomètres sans faire alterner le pas et le trot; dans les reconnaissances, dans les raids, on franchit 10, 15 ou 20 kilomètres à cette allure, si les chevaux sont bons et en condition d'entraînement; on fera même davantage si la charge est faible et si l'on ne prévoit pas la nécessité de terminer la chevauchée par un énergique effort.

Le galop. — Dans le galop, l'effort n'a pu encore être mesuré exactement, mais il doit être plus considérable que pour le trot, c'est-à-dire dépasser 0,10 du poids vif. En effet, l'enlevé est plus prononcé, la projection en haut et en avant est plus énergique et deux des membres agissent isolément. De plus, le cheval est rassemblé, plus enserré entre les jambes du cavalier. Cette allure est fatigante. Lorsqu'il s'agit d'un cheval d'armes avec charge, il ne peut guère être vigoureux au delà de 8 à 1,200 mètres et ne peut être soutenu, en vitesse de galop ordinaire, que pour une distance moitié moindre qu'à l'allure du trot.

Cheval massif: cheval léger. — Le poids du cheval ne peut être négligé ; et à cette occasion se pose la question de savoir s'il est préférable d'employer des chevaux légers, de petite taille plutôt que des chevaux ayant plus d'ampleur, plus de développement. La réponse ne peut être donnée que par des considérations d'ordre purement mécanique.

Nous savons que le travail du cheval se décompose en trois parties, mais nous négligerons la fraction attribuée à l'*entretien*, et nous ne nous occuperons, en ce moment, que du travail *extérieur* ou de transport et du travail *disponible*.

La puissance musculaire est subordonnée à l'épaisseur des muscles : elle augmente en raison du *carré* du diamètre transversal de la masse. Tandis que le poids de l'animal croît en raison du *cube* de ce diamètre.

Nous savons que le travail *extérieur* est de $0,05$ pour le cheval au pas et de $0,10$ dans l'allure du trot ; ce qui, pour un cheval de 500 kilogrammes, représente respectivement 25 et 50 kilogrammes.

Le cheval peut, momentanément, produire un effort au moins égal à son poids. En effet, dans le saut il parvient à enlever non seulement toute sa masse, mais encore le poids du cavalier.

Mais, pour le moment, supposons que l'effort soit de 100.

Dans l'allure du pas, on aura $100 - 25 = 75$ [travail disponible] [1]. Supposons aussi que les dimensions, représentées d'abord par 1, soient ensuite doublées, c'est-à-dire soient 2 : la puissance musculaire croissant comme leur carré sera de $2 \times 2 = 4$, et l'effort que nous avons admis être primitivement de 100 sera de $100 \times 4 = 400$. D'un autre côté, la masse du poids vif croissant comme le cube des dimensions trans-

----

[1] Données de M. Sanson.

versales sera de $2 \times 2 \times 2 = 8$. L'effort pour le travail extérieur, qui était primitivement de 25, deviendra $25 \times 8 = 200$.

L'effort total étant de 400, il restera 200 pour le travail disponible au pas.

$$\text{Diamètre musculaire 1. } 1 \times 100 = 100 \text{ travail possible.}$$
$$\text{Masse du corps. . . . 1. } 1 \times 25 = 25 \text{ travail extérieur.}$$

$$\text{Il reste donc 75 de travail disponible.}$$

Si on double les dimensions on a :

$$\text{Diamètre musculaire 2. } 2 \times 2 = 4; 4 \times 100 = 400 \text{ travail possible.}$$
$$\text{Masse du corps. . . } 2 \times 2 \times 2 = 8; 8 \times 25 = 200 \text{ travail extérieur.}$$

$$\text{Donc il restera 200 de travail disponible.}$$

Appliquons le même calcul pour le cheval au trot dans lequel l'effort pour le travail extérieur est double de celui du pas, soit de 50, et nous aurons :

$$\text{Diamètre musculaire 1. } 1 \times 100 = 100 \text{ travail possible.}$$
$$\text{Masse du corps . . . 1. } 1 \times 50 = 50 \text{ travail extérieur.}$$

$$\text{Il reste donc 50 de travail disponible.}$$

Si on double les dimensions linéaires on a :

$$\text{Diamètre musculaire 2. } 2 \times 2 = 4; 4 \times 100 = 400 \text{ travail possible.}$$
$$\text{Masse du corps . . . } 2 \times 2 \times 2 = 8; 8 \times 50 = 400 \text{ travail extérieur.}$$

C'est-à-dire que, à l'allure du trot, toute la puissance musculaire sera absorbée par le transport de la masse. Ce qui démontre que pour le travail en vitesse l'augmentation du poids est défavorable et que le cheval léger donne une plus grande somme de travail disponible, tandis que pour l'allure du pas les chevaux massifs en fournissent davantage.

Nous concluons en disant que la *masse* pour le service de la selle, du trait en vitesse, doit être réduite à un minimum fixé par les besoins de la résistance au poids à porter. Pour la cavalerie, on estime que le cheval de 500 kilos environ est celui qui répond le mieux aux exigences du service. Si le poids du cavalier est plus élevé, cette surcharge fait naître l'obligation de rechercher dans la machine animale des leviers plus forts, plus résistants et des muscles plus gros. Mais cette double cause d'augmentation de la masse sera toujours défavorable au fond et à la vitesse.

Cheval attelé, cheval monté. — De deux chevaux, l'un attelé, l'autre monté, placés, autant que faire se peut, dans des conditions similaires de travail, le premier supportera l'épreuve avec beaucoup moins de fatigue et pendant plus longtemps que le second. C'est là un fait que l'expérience constate tous les jours et qui est justifié par diverses raisons de mécanique animale.

A. Le cheval, par l'horizontalité de sa colonne vertébrale jetée sur les quatre membres à l'instar d'un pont, n'est pas un irréprochable type de construction pour porter des charges lourdes. Ce n'est que grâce à la contraction soutenue et énergique des muscles qui actionnent cette colonne en la raidissant que celle-ci résiste. Le cheval peut tirer un poids égal à 6 ou 7 fois celui qu'il pourrait porter.

B. Le poids du cavalier s'ajoute à la masse à transporter et à soulever dans les allures sautées. Cet effet est d'autant plus sensible que le corps, après avoir été soulevé, retombe et avec lui la charge du cavalier, charge qui produit un choc, un ébranlement contre lequel le cheval réagit par d'énergiques efforts.

C. Le poids de la charge tend à produire la fermeture des

angles articulaires des membres, fermeture contre laquelle
l'action musculaire doit lutter sans cesse.

D. Le cavalier, par son poids et par la pression des jambes,
contrarie, gêne le mécanisme de la respiration, surtout le
mouvement d'inspiration pendant lequel les côtes ne se sou-
lèvent que par un grand déploiement de forces. Les sangles,
en comprimant les côtes, produisent le même effet.

E. Le cheval monté doit, tout à la fois, porter et transporter.

F. Enfin, il est plus rassemblé et il est généralement plus
contrarié dans ses mouvements qu'il exécute, non comme il
le veut, mais comme le cavalier le veut. Ajoutons, en outre,
que le mors, les éperons sont des appareils de supplice dont
on use largement et dont souvent on abuse.

Influence du poids de la charge. — Ce que nous
venons de dire relativement à l'influence du cavalier s'applique, en grande partie, au poids de la charge. On sait
combien est grande l'influence de 1 ou de 2 kilogrammes
dans les courses d'hippodrome dont la durée n'est que de
quelques minutes; cette influence ne sera pas moins sensible
lorsqu'il s'agira d'un travail de plusieurs heures, exécuté par
un cheval d'armes. Aussi est-ce un problème d'une importance capitale que d'alléger le paquetage, de le réduire à un
minimum le plus faible possible.

Influence de la résistance du sol. — Lorsque les
rayons des membres, d'abord inclinés les uns sur les autres,
se redressent, les deux extrémités tendent à s'écarter. L'extrémité inférieure rencontre dans le sol une résistance qui, si
elle était absolue, formerait le point fixe du levier articulé
et agirait sans occasionner aucune perte de force.

Mais le sol n'offre pas toujours cette résistance absolue; il se laisse d'autant plus pénétrer par le poids de la masse et par l'action de la détente du membre qu'il est plus mou, plus meuble. Or, cet effet produit sur le sol, cet enfoncement, représente une perte de force. De plus, si le terrain se laisse pénétrer, le cheval devra produire un nouvel effort pour retirer le membre et le ramener à sa situation normale.

La même observation s'applique au terrain glissant. Ici, la perte de l'effort se produit parallèlement au sol, au lieu de se produire dans son épaisseur.

Le terrain dur serait donc celui sur lequel le cheval se fatiguerait le moins, s'il n'offrait, à la percussion, un choc qui ébranle les articulations et contusionne les tissus vivants.

La terre ferme ayant assez de résistance pour ne pas se laisser pénétrer par les pieds et n'offrant pas la dureté de la pierre, mais plutôt une certaine élasticité, répond aux meilleures conditions.

Influence de l'état de nivellement du sol. — Gravir une côte, remonter un plan incliné, c'est une cause d'augmentation d'efforts qui se chiffre par un grand nombre de kilogrammètres, eu égard au poids de l'animal et au poids de sa charge.

S'agit-il de descendre un plan incliné, d'autres inconvénients surgissent. Si la pente est rapide, le cheval doit faire des efforts pour ne pas être entraîné, car l'avant-main est surchargé. De plus, les harnais se déplacent, le cavalier conserve difficilement sa position et le cheval se blesse.

Influence de l'entraînement. — L'entraînement consiste dans une gymnastique fonctionnelle progressive ayant pour effet le développement intensif des organes. Chez le cheval il développe surtout la puissance du système musculaire et comme corollaire inséparable il augmente la capacité fonctionnelle de la respiration et de la circulation. En un mot, il augmente l'aptitude au travail spécialisé, il augmente la vitesse et le fond.

L'entraînement est basé sur le principe : « la fonction fait l'organe. » Par un travail sagement dirigé, les muscles se développent, se durcissent, la poitrine prend de l'ampleur, les poumons acquièrent plus de capacité, la circulation devient plus active; le système nerveux gagne de la puissance, le pied et les articulations s'habituent aux chocs.

L'entraînement ne doit se faire qu'avec mesure et suivant une progression dont les délicates nuances en font un art difficile. Si on le brusque, si l'on veut arriver trop vite, on fatigue, on ruine l'animal dans sa santé et dans ses membres. On ne doit pas non plus procéder par à-coups, en faisant, à des intervalles plus ou moins éloignés, des courses au clocher, des chevauchées outrées en vitesse et en la durée, et cela sous le prétexte d'entraînement !

De plus, pour entraîner, il faut nourrir, sinon on court au-devant d'un mécompte certain. Il ne faut pas non plus se faire illusion : tous les chevaux ne sont pas aptes à être entraînés; aussi faut-il savoir faire des sacrifices, et ceux-ci seront d'autant plus grands que l'alimentation sera moins riche et moins abondante. Dans toute collectivité d'animaux, l'entraînement a pour premier effet d'écarter les médiocrités. Pendant les premiers jours, les déchets sont nombreux, mais ceux qui résistent à l'épreuve peuvent aller longtemps, si l'avoine ne leur est pas épargnée.

Dès que les chevaux sont en condition [il ne peut être question ici d'entraînement pour le turf], il faut les maintenir en cet état, sinon, l'on perd une partie des bénéfices acquis.

On a beaucoup discuté le point de savoir s'il faut, par un travail soutenu, entretenir les effets de l'entraînement ou s'il vaut mieux, en ménageant les chevaux, leur laisser prendre de l'embonpoint tout en conservant leurs membres intacts. Dans ces dernières conditions, tout le travail d'entraînement sera à faire ou à refaire à un moment donné, et à ce moment aussi l'on aura à subir les pertes occasionnées par cette préparation.

D'un autre côté, on ne maintient les chevaux en condition que par une alimentation plus coûteuse et par un travail soutenu qui amène plus promptement l'usure. Mais ils sont, sur l'heure, aptes à supporter de longues fatigues.

Travail en collectivité. — Ce que peut fournir un bon cheval dépasse quelquefois toutes prévisions. Mais lorsqu'il s'agit d'imposer un travail à une collectivité, à un escadron, à un régiment, il ne peut plus s'agir de le régler ni comme fond, ni comme vitesse, d'après les bons chevaux, ni même de prendre une moyenne, il faut absolument régler les allures et mesurer la résistance d'après les moins bons, d'après les médiocres s'il en existe. En agissant autrement, il y aurait d'abord manque d'ensemble dans les mouvements, puis, peu à peu la colonne jalonnerait son passage par des traînards.

RAPPORTS

QUI DOIVENT EXISTER ENTRE LA VITESSE, LE MODE D'ALLURES ET LA DURÉE DU TRAVAIL.

Pour un court trajet de quelques kilomètres, tel que l'épreuve d'hippodrome, la vitesse peut acquérir un haut degré, atteindre son maximum de la part de chevaux spécialisés pour ces luttes. Nous n'avons pas à nous occuper ici du cheval préparé pour les courses, mais seulement du cheval

de guerre portant un cavalier de poids ordinaire, muni de
son armure et de son attirail de campagne. C'est dans ces
conditions que nous allons voir ce que l'on peut exiger de
lui, soit en lui laissant un temps indéterminé pour accomplir
un long trajet, soit en le lui faisant parcourir en un temps le
plus court possible.

Nous l'avons dit plus haut, lorsqu'on n'est pas pressé par
le temps, c'est l'allure du *pas* qui donne la plus grande somme
de travail utile, tout en conservant au cheval ses meilleures
conditions.

Les théoriciens hippiques méconnaissent les exigences
pratiques: ils veulent aller vite en peu de temps. Tous les
peuples cavaliers accomplissent au pas les trajets prolongés
et c'est la règle dans les raids américains. L'expérience a
démontré que l'allure lente est celle qui épuise le moins les
chevaux; et la longue durée, la persistance de la marche
donnent un résultat plus élevé que la vitesse qui ne peut
être soutenue aussi longtemps.

Pendant la guerre d'Amérique (¹), le général Morgan, de
l'armée du Sud, marchait toujours au pas, faisant 3 milles
[4827 mètres] à l'heure; il marchait 20 heures sur 24.

A une vitesse de 5000 et même de 6000 mètres à l'heure, le
cheval peut très bien marcher 12 heures par jour pendant un
grand nombre de jours.

Lorsqu'il s'agit de parcourir une grande distance en un
temps court, le trot et rarement le galop doivent alterner
avec le pas. Ainsi combinées, les allures permettent au cheval
de fournir de longues étapes. Les exemples abondent. L'on
se rappelle la chevauchée du lieutenant autrichien von Zie-

(¹) Beaucoup de ces renseignements ont été puisés dans le livre du colonel
Lewal.

bowiez qui, monté sur une jument de 7 ans, de demi-sang anglo-autrichienne, fit le trajet de Vienne à Paris, c'est-à-dire une distance de 1100 kilomètres en 14 jours. La marche fut commencée en faisant 4 kilomètres au trot et 1 kilomètre au pas, et en s'accordant le repos la nuit. Mais un accident ayant rendu son cheval boiteux, il dut voyager la nuit également.

Le lieutenant V. Koniez, du 17e hussards [Brunswick], partit d'Orléans le 10 décembre 1870, à 10 heures du soir, porteur d'un ordre destiné au général Schmidt qui se trouvait à Wierzon. Cet officier, arrivé à Wierzon le 11, à 6 heures du matin, y remet sa dépêche, et, donnant 2 heures de repos à son cheval, repart à 8 heures, pour être de retour à Orléans à 4h, heures, après avoir parcouru 160 kilomètres en 16 heures de marche.

Les pointes de liaison, de même que les raids, ont donné de nombreux exemples de vitesse. Ainsi :

Le 9 novembre 1870, le général von Wittich envoya de Villeroy un lieutenant avec un seul cavalier pour informer de son arrivée prochaine le général Vondertann, en retraite après la bataille de Coulmiers. Le lieutenant marcha toute la nuit par une pluie ininterrompue. En 25 heures il avait fait avec le même cheval 158 kilomètres.

Il n'est pas rare de voir les Mexicains franchir 120 kilomètres entre le matin et le soir, en 16 heures, avec une vitesse de 7 1/2 kilomètres à l'heure.

Les Arabes et les Mexicains marchent toujours au pas précipité.

Forrest de l'armée du Sud, très méthodique, partait à la pointe du jour, en employant le pas et le trot. A midi, il s'arrêtait une heure 30 minutes pour faire manger, son mouvement se continuant jusqu'au soir et l'on bivaquait jusqu'au lendemain matin. Ce système comportait 15 1/2 heures de marche effective pendant lesquelles on faisait 70 kilomètres au pas, ou 98 kilomètres, dont un quart au trot.

Les *raids* à longue distance et aux allures rapides entraînent une perte d'animaux considérable et ceux qui ne succombent pas ont besoin d'un repos prolongé pour se refaire. Les blessures par la selle, les fourbures sont les affections les plus fréquentes. On estime qu'un raids occasionne un tiers de perte d'animaux. Les chevaux de sang résistent de 12 à 15 jours, mais il y en a peu : la majorité ne résiste pas plus de 4 à 5 jours ; les médiocres tombent à la première journée.

Dans les raids de 3 à 4 jours, chez les nordistes, les neuf dixièmes des chevaux fournissaient la course ; ils rentraient exténués et étaient incapables de suivre les opérations de guerre.

Plus la marche doit être de longue durée, moins la vitesse doit être grande, surtout si l'on a l'intention de conserver le cheval, si d'avance l'on en a pas fait le sacrifice ; car, lorsqu'il ne s'agit que d'arriver, et d'arriver vite, coûte que coûte, on peut demander le maximum de vitesse.

INFLUENCES DU REPOS,

DE L'INACTION ET DU TRAVAIL SUR LA SANTÉ

Le repos. — La machine animale n'est ni infatigable ni inépuisable ; elle subit les effets de la fatigue, effets que le repos seul peut faire dissiper. La cessation du travail est nécessaire pour rétablir l'équilibre entre les diverses fonctions, en permettant aux unes de reprendre l'activité qu'elles avaient perdues, et aux autres de revenir au rythme physiologique qu'elles avaient dépassé. De plus, l'animal a besoin de tranquillité pour pouvoir se nourrir et pourvoir ainsi à la réparation des matériaux épuisés par l'exercice.

Le *sommeil* est un état d'inertie pendant lequel les fonctions de relation sont suspendues ; c'est le repos absolu des organes. Il est soumis à des intermittences périodiques.

Le sommeil est nécessaire à la santé, il convient de ne pas le contrarier, mais de le favoriser par la tranquillité et le calme dans l'écurie.

Le cheval se couche ordinairement pour dormir, néanmoins il peut dormir en restant debout, mais jamais en marchant.

L'inaction. — Si le repos se prolonge outre mesure, l'inaction fait sentir ses effets. Le repos avait rendu l'énergie, l'activité aux fonctions et le cheval en témoignait par ses mouvements impétueux. Mais si l'inaction prolongée succède au repos momentané, les fonctions se ralentissent peu à peu, la nutrition languit, les animaux deviennent mous, perdent leur vigueur, leur énergie et leurs forces. Si elle persiste l'inaction amène la paresse de l'intestin, le ventre prend du volume, la digestion languit et des coliques surviennent. Puis des engorgements œdémateux se montrent aux membres, les sabots se rétrécissent et prennent trop de hauteur en talons.

L'inaction absolue est surtout préjudiciable lorsqu'elle succède, sans transition, à un travail fatigant. Aussi importe-t-il pour les animaux fatigués de les mettre en box ou de leur faire faire un exercice modéré.

L'exercice modéré est un excitant général de toutes les fonctions. A défaut de travail, les promenades journalières sont d'indication, et elles le sont d'autant plus que les animaux sont plus jeunes.

Excès de travail. — Si le travail dépasse le fond de résistance, soit par la vitesse, soit par l'intensité, soit par la durée, s'il le dépasse surtout relativement à la nourriture, la fatigue devient pénible, de plus, elle est lente à se dissiper ; il y a de la

raideur dans les membres, de la nonchalance et de la gène
dans les mouvements. Si l'excès de travail est poussé plus loin,
si le surmènement persiste ou si l'alimentation reste insuffisante, le flanc se creuse, l'amaigrissement se prononce, la
misère physiologique entre en scène avec tout son cortège de
signes précurseurs de maladies, d'usure anticipée et de fin
prochaine.

PRÉCAUTIONS ET SOINS HYGIÉNIQUES.

Avant le travail. — Il importe que le cheval puisse
manger à l'aise sans être inquiété ni tourmenté d'une façon
quelconque pendant le repas et pendant la première période
de la digestion; il faut donc attendre que le repas d'avoine
soit achevé depuis une heure avant d'appliquer les harnais.

Si la température extérieure est froide, si le temps est
mauvais, le cheval ne sera amené sur la cour qu'au moment
fixé pour le départ. Rien n'est plus nuisible à la santé que la
stabulation au sortir de l'écurie, dans une cour traversée par
le vent et la pluie; il faut mettre immédiatement les chevaux
en mouvement.

Pendant le travail. — Autant le travail peut être favorable à la santé, s'il est exécuté avec intelligence et connaissance des règles de l'hygiène, autant il peut être nuisible
dans les conditions opposées.

Le travail de manège est fatigant à cause des allures vives,
sautées, des mouvements sur place, des changements de
direction, des sauts d'obstacles et du rassemblé, etc.; il doit
être de courte durée.

Les manœuvres sur le terrain d'exercice se font ordinairement en partie aux allures lentes et en partie aux allures

vives. Elles constituent un travail fatigant à cause des à-coups inévitables et des changements incessants de direction. Les sauts d'obstacles doivent être exécutés lorsque les chevaux sont un peu calmés, mais avant que la fatigue ait paralysé une partie des moyens.

Le travail doit cesser au moins un quart d'heure avant la rentrée aux écuries, afin de permettre aux diverses fonctions de rentrer dans leur rythme normal.

Nous venons de voir que le travail de manège et d'exercices est fatigant, qu'il fallait ne pas le prolonger et ne rentrer les chevaux que lorsque la peau a cessé d'être en transpiration. Le service de sûreté place les chevaux dans des conditions les plus défavorables. En effet, ils ne sont pas toujours conduits avec modération : la surveillance, qui ne peut être exercée utilement sur chacun des cavaliers, est souvent trompée ; on abuse des allures vives, on met le cheval en transpiration, puis on prend position, de pied ferme, à un carrefour où le refroidissement ne tarde pas à se produire, pour faire naître, quelques jours plus tard, des maladies graves, sous forme aiguë ou sous forme chronique. Nous verrons plus loin de quelle façon on peut observer les règles de l'hygiène, suivant les conditions spéciales de travail.

Après le travail. — En rentrant à l'écurie, le cheval est placé à l'abri de toute cause de refroidissement ; ses membres sont vigoureusement bouchonnés, puis la selle étant enlevée, on frictionne le corps jusqu'à ce que la peau soit sèche. Si les jambes sont couvertes de boue, on les lave rapidement, on les essuie à sec et l'on place des bandes.

En été, lorsqu'il fait chaud, qu'il y a de la poussière, on ne négligera pas de laver la bouche, les yeux et l'anus avec de l'eau fraîche.

Si le cheval manifeste de la faim, on lui présente du foin ; on ne donne l'avoine que lorsqu'il est un peu reposé.

Troupe montée en marche. — Le cheval appelé à faire une série d'étapes doit être préparé par un travail d'entraînement, par un exercice de marche analogue à celui qu'il devra faire à jour fixé ; la préparation s'étendra naturellement aussi à la nourriture, dont la ration sera mise en rapport avec les fatigues imposées.

Un cavalier, ou un commandant de troupe montée, ne se mettra jamais en marche sans avoir, au préalable, inspecté tous les chevaux, sans avoir tous ses apaisements sur leur santé, sur l'état de la ferrure, et sans avoir vérifié la parfaite adaptation et le bon entretien des harnais.

Le mode de marche est subordonné à la longueur de l'étape, ou temps que l'on peut consacrer à la parcourir, aux conditions atmosphériques, à l'état des routes, à la somme de forces vives que l'on désire tenir en réserve soit pour l'éventualité d'un travail extraordinaire, soit pour des étapes successives à faire les jours suivants.

Nous prendrons pour étude l'étape ordinaire de 30 à 40 kilomètres, telle qu'on la fait généralement dans notre pays.

Il est de règle, et elle est bonne à observer, de faire d'abord marcher la troupe au pas pendant 25 à 30 minutes, de faire 1 kilomètre au trot, puis un autre au pas, de faire une halte de 5 minutes, pendant laquelle on rajuste la selle, on serre la sangle et l'on s'assure que rien ne gêne le cheval. Puis on reprend le mouvement.

Ici se placent différentes recommandations ; car bien conduire une colonne de cavalerie n'est pas toujours chose facile :

1° Le commandant règle les allures ; il leur donne non pas la vitesse des allures de son cheval, mais il en règle la célé-

rite sur celles des moins bons chevaux de sa troupe. Il doit
s'efforcer d'obtenir l'homogénéité, la régularité dans les mouvements. Si la tête marche trop vite, les chevaux qui ont
moins d'allures et surtout ceux de la partie postérieure de
la colonne trottinent pendant que ceux de la partie antérieure sont au pas, ou galopent lorsque ceux-ci sont au trot.
En un mot les allures, dans toute la colonne, doivent être
franches, carrées et toujours régulières, de même vitesse,
afin de ne pas produire de ces à-coups, de ces temps d'arrêts
dans la colonne qui fatiguent et tourmentent les cavaliers et
les chevaux.

L'étape se fait ordinairement à raison de 2 kilomètres
au trot et de 1 kilomètre au pas. Cette vitesse est bonne;
et il est à recommander, à moins de circonstances particulières, de ne pas prolonger la durée d'un temps de trot au
delà de 3 kilomètres :

2° Avant de commander un changement d'allure, le passage
du pas au trot, par exemple, le commandant tient grand
compte de l'état de la route et ne fera sonner « au trot » que
lorsque toute la colonne sera sur un terrain convenable;

3° Lorsque le terrain n'est pas uniformément bon, on fractionne la colonne, en laissant à chaque subdivision la faculté
de profiter des parties de route en bon état;

4° Dans les terrains accidentés, lorsqu'il s'agit de franchir
une côte, ou de descendre un plan incliné, l'allure doit être
celle du pas, à moins qu'une indication spéciale sérieuse ne
fasse préférer une allure plus rapide;

5° Après avoir descendu une rampe assez forte il est prudent de rajuster la selle;

6° En montant ou en descendant une rampe on soulage
considérablement le cheval en ordonnant au cavalier de
marcher à côté de sa monture;

7° Lorsqu'on n'est pas pressé par le temps mieux vaut faire un détour, même assez considérable, plutôt que de gravir une côte un peu forte;

8° Pendant l'époque des grandes chaleurs, on se met en route de bon matin; on fractionne la colonne et chaque unité se tient à une distance suffisante pour être à l'abri de la poussière produite par celles qui la précèdent ou la suivent; l'on fait prendre une distance assez grande entre chaque cavalier, pour que l'air puisse largement circuler.

L'allure lente s'impose alors forcément et les temps de trot ne doivent avoir qu'une courte durée;

9° Si l'étape est un peu longue, et surtout s'il fait chaud, on doit, à mi-chemin, faire un repos d'une demi-heure ou même davantage, pendant lequel on profitera du voisinage d'une eau courante, si possible, ou d'eau de puits pour rafraîchir les extrémités, passer l'éponge mouillée aux ouvertures naturelles et même faire boire en laissant la bride en place. Il est rare que le repos puisse être assez prolongé pour faire manger;

10° S'il pleut l'allure du pas doit être alternée avec celui du trot raccourci; on doit éviter de mettre le cheval en transpiration, car le refroidissement serait inévitable;

11° Si l'on marche contre un vent fort, les allures doivent être lentes;

12° Une demi-heure avant d'atteindre le gîte, on marchera au pas.

Mission de l'officier d'avant-garde. — L'officier d'avant-garde a une mission très importante à remplir, laquelle réclame des connaissances variées et de l'activité.

En arrivant dans la localité où le régiment est appelé à loger, il doit s'enquérir auprès des autorités communales et

auprès des habitants, s'il ne règne pas ou s'il n'a pas régné
une maladie contagieuse [morve, farcin]. Puis il visitera les
écuries ou abris et fera rayer de la liste de répartition tous
les logements malsains ou insalubres et ceux dont la situation
ou la construction offriraient quelques dangers d'accidents,
tels que le voisinage des fosses non couvertes, etc. Il ne doit
pas ignorer non plus que les poulaillers, si fréquemment
placés dans les écuries de village, hébergent des animalcules
qui se transplantent facilement sur le cheval et y déterminent
une maladie de peau contagieuse.

Puis il s'assurera de la quantité des fourrages et il épar-
gnera bien de la fatigue aux hommes et aux chevaux s'il peut
en faire faire la distribution.

Le lendemain, il se portera à la rencontre du régiment,
afin d'indiquer la direction à prendre par chaque subdivision
et d'éviter ainsi des allées et venues des détours fatigants.
Non seulement ces détours allongent la route, mais font
perdre un temps précieux pour le repos et pour les soins à
donner aux animaux.

Au gîte d'étape. — En arrivant au gîte, le cavalier
inspectera le logement destiné à son cheval, il fermera les
ouvertures qui occasionnent des courants d'air, détruira
toutes les aspérités qui pourraient occasionner des blessures,
il organisera à l'aide de branches ou de perches des séparations entre les chevaux. Si plusieurs cavaliers sont réunis,
ils s'entr'aident pour cette besogne et lorsque la chose est
possible, on réunit les uns à côté des autres les chevaux qui
ont l'habitude de se trouver ensemble et on isolera les chevaux difficiles ou méchants.

Puis on enlève la bride, on attache le cheval, on desserre
la sangle ; et à l'aide d'une éponge ou même d'un bouchon
mouillé d'eau fraîche, on lave les yeux, la bouche, le bas des

jambes, puis on donne un énergique coup de bouchon sec sur toutes les parties libres du corps.

Après une demi-heure environ, on distribue une poignée de foin, on enlève la selle, on bouchonne le dos et on met la couverture.

Ce n'est qu'après avoir donné tous ces soins à son cheval que le cavalier peut s'occuper de sa personne.

Plus tard, avant de distribuer l'avoine, on fera boire.

Après midi, on procédera à un pansage plus complet, à la porte si le temps le permet. Le cavalier passera alors une visite minutieuse de son cheval, notamment aux endroits sur lesquels porte la selle, il visitera les quatre pieds pour s'assurer de l'état de la ferrure, fera marcher le cheval et constatera s'il a les mouvements faciles, aussi aisés et aussi réguliers que les jours précédents.

Un cavalier soigneux reste auprès de son cheval pendant chacun des repas d'avoine à l'effet de s'assurer s'il mange toute sa ration; la même précaution sera prise au moment d'abreuver.

Son attention portera aussi sur la litière.

Le lendemain matin, au réveil, on visitera de nouveau le cheval, car des blessures déterminées par la selle ont pu se développer depuis la veille et des coups de pieds ont pu être donnés. On le fera sortir et l'on s'assurera de la régularité et de l'aisance des allures.

Le cheval ne sera sellé qu'au dernier moment. Il importe que des ordres sévères soient donnés pour que le cheval ne soit monté qu'à l'heure prescrite, en donnant au cavalier le temps nécessaire pour gagner le rendez-vous au pas. Toute autre allure que le pas devrait être interdite aux cavaliers isolés, et même aux sous-officiers qui, dans des allées et venues, souvent d'une utilité douteuse, abusent du galop et tourmentent leur monture.

Combien d'étapes ? — Le nombre d'étapes que l'on peut faire successivement, sans interruption, est subordonné à un très grand nombre de facteurs, parmi lesquels il y a lieu de signaler : la vitesse et la durée de la marche, le poids de la charge, la nature et la qualité des routes, les conditions atmosphériques et enfin l'entraînement.

Après 5 ou 6 étapes, une halte d'une journée est nécessaire, non seulement pour donner aux chevaux le repos dont ils ont besoin, mais encore pour procéder à des inspections et faire les réparations aux harnais, à la ferrure.

Marche de nuit. — Les marches de nuit sont plus fatigantes, exposent les hommes et les chevaux à plus d'accidents. Le sommeil est une fonction périodique qui se fait sentir à son heure et contre lequel l'homme et même le cheval ne peuvent lutter indéfiniment. Les chevaux buttent, le cavalier s'abandonne à des positions incorrectes et ne s'occupe plus de son cheval.

Marche en hiver. — En hiver, la ferrure spéciale dite « ferrure à glace » doit toujours être appliquée. Les vis à glace sont enlevées lors de l'arrivée à l'étape. Si, pendant la route, une d'elles se perd, ou se casse, il faut la remplacer immédiatement ; si le remplacement immédiat n'est pas possible, on enlève celle de la branche opposée, et même celles de l'autre pied afin de ne pas fausser les aplombs.

En temps de guerre. — Les prescriptions hygiéniques en usage en garnison et en route, en temps de paix, sont d'une application difficile pendant la guerre. Force est souvent de laisser à l'initiative et au dévouement de chacun les soins à accorder à sa monture. Toutefois, on s'attachera à se rapprocher, autant que possible, de ce que l'on fait en temps normal. Le cavalier ne perdra jamais un instant de vue que

la sauvegarde de sa vie et de son honneur de soldat est dans
la santé, dans la vigueur de son cheval. Il comprendra tout
l'intérêt qu'il a a le *bien nourrir*, a ne lui demander du travail
et surtout a ne lui faire produire des efforts que dans les cas
de vrai besoin.

Lorsque les circonstances l'exigent, on peut obtenir d'une
troupe montée des efforts considérables, se traduisant par des
chevauchées de longue étendue ou par des charges répétées.
Celles-ci seront d'autant plus vigoureuses que les chevaux
auront les poumons plus libres. Les charges exécutées dans
les terrains meubles, dans les labourés, manquent de train
et de puissance: il en est de même de celles qui sont faites en
remontant un plan incliné, ou dans une direction opposée à
celle du vent fort.

Le galop doit avoir une vitesse initiale en raison inverse
de l'espace à parcourir avant de produire le choc.

Les raids, les reconnaissances à longues distances imposent
souvent la nécessité de produire une grande vitesse soutenue
pendant un temps plus ou moins long. On ne saurait prescrire de règle fixe à cet égard, tout est subordonné aux
conditions de fond et de vitesse des chevaux, à leur condition
d'entraînement: néanmoins voici quelques données qui pourront servir approximativement de points de repère

Pour   5 kilomètres, grande vitesse.
 —   12   —   vitesse de 15 kilomètres à l'heure
 —   20   —   12   —   —
 —   25   —   10   —   —
 —   30   —   9   —   —
 —   40   —   8   —   —
 —   50   —   7   —   —
 —   60   —   6   —   —
 —   80   —   5   —   —
 —   100   —   4 ½   —   —

(les haltes comprises)

A moins de circonstances particulières, les parcours de plus de 40 kilomètres doivent être coupés par une ou par deux haltes.

Bivouac. — Le bivouac est condamné par toutes les règles de l'hygiène. Lorsqu'on ne peut absolument pas l'éviter, on doit tâcher de trouver un emplacement sec, à l'abri des vents froids et éloigné des eaux stagnantes.

S'il pleut, la selle doit rester sur le dos du cheval, on se borne à relâcher la sangle. Il est très dangereux, au point de vue de la production des blessures, de faire usage d'une selle dont la bourre est mouillée ou dont le feutre et la couverture que l'on place entre la selle et la peau sont trempés par la pluie.

Les piquets sont de mauvais moyens d'attaches : l'anneau italien convient mieux.

Les fourrages doivent être mis à la portée du cheval et le cavalier veillera à ce que le vent ne les enlève.

Pendant la stabulation, de fréquentes frictions seront faites sur les jambes du cheval, à l'aide d'un bouchon de paille.

Après la campagne. — Après une manœuvre de plusieurs semaines ou après une campagne, il faut tenir les chevaux au grand air, les soumettre à un exercice journalier et leur donner une nourriture rafraîchissante.

Embarquement en chemin de fer. — Les wagons doivent être bien propres et avoir subi la désinfection prescrite par les instructions sur la matière.

Pendant le transport, l'aération des wagons sera l'objet d'une surveillance attentive, afin de la maintenir aussi large que possible, tout en évitant le froid et surtout les courants d'air.

Dans les wagons-cavaliers les chevaux doivent être serrés

les uns contre les autres pour qu'ils puissent se soutenir
mutuellement. Lorsque le nombre est insuffisant pour remplir le wagon, on limite l'espace occupé à l'aide de barres ou
mieux de fourrages.

Les rampes et surtout les rampes mobiles doivent être
munies de garde-corps que l'on peut improviser avec des
cordes à fourrages.

RAPPORTS

QUI DOIVENT EXISTER ENTRE L'ALIMENTATION ET LE TRAVAIL.

Il n'est pas de problème plus intéressant, plus important,
mais en même temps plus difficile à résoudre que celui d'établir une ration qui représente l'équation exacte entre la quantité de nourriture et la somme de travail. De deux choses
l'une : ou l'on donne une trop forte ration, ce qui constitue
une dépense inutile, tout en s'exposant à rendre les animaux
malades ; ou l'on donne trop peu, et l'on constitue le budget
nutritif en déficit : le cheval mange le capital en se nourrissant de sa propre substance : de là affaiblissement des forces,
misère physiologique et terrain propice aux germes de maladies. C'est la nourriture la plus onéreuse ; et des deux excès,
mieux vaut donner trop que de donner trop peu.

Il existe des données scientifiques d'après lesquelles il serait
possible d'établir théoriquement la quantité de principes
nutritifs nécessaire à chaque effort de 1 kilogrammètre :
c'est-à-dire à déterminer la quantité d'avoine qu'il faudrait
donner à un cheval pour 1 kilomètre à parcourir au pas, au
trot ou au galop, en tenant compte de l'intervention de nombreux facteurs tels que : le poids de la charge, la nature du

terrain, etc. Mais ce problème, dont la solution théorique est possible, soulève, pour les applications pratiques, des difficultés que la science et l'expérimentation n'ont pu faire disparaître jusqu'aujourd'hui. A défaut de données précises, nous résumerons notre opinion sur la question, en disant que la ration, telle qu'elle est établie actuellement, est suffisante pour le travail ordinaire du service de garnison ; mais, elle cesse de l'être du moment que l'on ajoute une nouvelle cause de fatigue. Dès que l'on impose une augmentation d'efforts, il faut majorer la ration d'aliment concentré, c'est-à-dire d'avoine, dans la proportion de 500 grammes par heure de surcroît de travail.

LA FERRURE.

La ferrure, selon le sens que l'on veut donner à ce mot, est *l'action* ou *l'art* d'adapter une semelle métallique aux pieds du cheval; ou aussi : le *genre*, la *forme* de cette semelle.

Elle a pour objet de protéger le pied contre les chocs sur le sol et contre l'usure exagérée, tout en maintenant intactes les conditions d'aplombs et de remédier, dans une certaine mesure, aux défectuosités et aux maladies du sabot.

La ferrure est une nécessité presque absolue: on peut dire qu'elle est indispensable pour les chevaux dont on utilise les forces d'une manière soutenue. S'il en est qui peuvent s'en passer, grâce à la qualité exceptionnelle de la corne, ce n'est qu'à condition de marcher sur un terrain mou, élastique et de ne fournir qu'un travail de courte durée.

Bien appliquée, elle produit beaucoup moins de mal que ne l'ont dit certains auteurs; mais, mal comprise ou mal exécutée, elle peut être la source de maladies, de boiteries, de déformation et d'usure anticipée. Aussi, constitue-t-elle un art difficile qui exige, de la part de l'ouvrier, de l'habileté et l'étude préalable de l'organisation et des fonctions du pied.

De toutes les connaissances que doit posséder l'officier relativement au cheval, celle de la ferrure est, sans contredit, la plus importante, mais aussi la plus difficile à acquérir. Faute de la bien comprendre, on la néglige ou l'on s'attache aux détails au grand préjudice du fond. Pour elle, la pratique, la routine, ne peuvent suppléer aux connaissances de la disposition des parties constitutives du pied; et, ceux qui raisonnent ferrure sans être initiés préalablement à cette organisation, raisonnent faux et s'exposent à de sérieux mécomptes.

Organisation du pied. — Le pied est l'extrémité recouverte de corne, qui termine inférieurement le membre. C'est le principal organe du tact. Cette sensibilité permet au cheval d'explorer le sol, d'apprécier l'inégalité de sa surface, ce qui donne la sûreté dans la marche, la régularité dans les allures.

L'enveloppe cornée, qui porte le nom de sabot, abrite et renferme les os, les ligaments, les extrémités des tendons et la chair du pied. Elle comprend trois pièces distinctes :

1° La *muraille* ou paroi, est toute la partie de corne visible lorsque le pied pose à terre; c'est une bande contournée sur elle-même, dont les extrémités sont recourbées en dedans vers le centre de la face plantaire. Elle est constituée par des fibres agglutinées dirigées obliquement de haut en bas, et dont la hauteur diminue d'avant en arrière.

La face externe de la muraille est lisse, convexe d'un côté à l'autre. On y distingue diverses régions : la *pince* correspondant à la partie antérieure; de chaque côté et successivement, sont : les *mamelles*, les *quartiers*, puis les *talons* qui correspondent à l'endroit où la muraille s'infléchit en dedans. Après s'être repliée en talons, la corne reprend une direction rectiligne, mais oblique, pour former les *arcs-boutants* ou *barres*.

La face interne offre une série de feuillets [tissu feuilleté ou tissu kéraphylleux] dirigés de haut en bas, lesquels s'engrènent avec les feuillets analogues qui recouvrent la dernière phalange [tissu podophylleux] et forment par leur ensemble la chair du pied.

Le bord inférieur ou plantaire pose sur le sol; il s'unit à la grande circonférence de la sole; c'est par lui que la corne s'use et c'est dans son épaisseur que les clous sont implantés.

Le bord supérieur est disposé en gouttière dans laquelle la peau se termine par un renflement appelé *cutidure*.

La muraille diminue en épaisseur de la pince aux talons;

elle est plus épaisse et plus verticale aux pieds postérieurs. La mamelle externe présente une courbe plus prononcée;

2° *La sole* est une plaque de corne de la forme d'un croissant, dont la grande circonférence s'unit au bord inférieur de la muraille; sa petite circonférence limite un espace triangulaire dont le sommet est au centre de la face plantaire et dont l'ouverture est occupée par la fourchette.

Sa face inférieure ou externe est concave; la supérieure ou interne est bombée, et est en union intime avec la chair du pied qui recouvre la face inférieure de la troisième phalange.

La texture de la sole n'est pas fibreuse comme celle de la paroi; sa face externe est écailleuse. Son épaisseur est très variable et la corne a peu de dureté;

3° *La fourchette* est une sorte de pyramide encastrée entre les barres, dans l'échancrure de la sole, et débordant celle-ci en dessous. Elle se bifurque en arrière en deux branches séparées par la lacune médiane, lesquelles s'infléchissent en haut et en avant, pour se continuer tout autour du bord supérieur du sabot, contre la cutidure, par une petite bande appelée *périople*.

La face interne repose sur un coussinet fibro-graisseux, le coussinet plantaire ou fourchette de chair. Celle-ci est molle, élastique et a pour fonction principale de modérer la violence des chocs.

Les parties contenues offrent à considérer : 1° l'os du pied, qui s'articule avec l'os de la couronne par une charnière imparfaite; 2° contre cette articulation, en arrière, est fixé l'os petit sésamoïde; 3° l'os du pied est recouvert, de haut en bas, par la chair du pied en forme de lamelles ou feuillets [tissu podophylleux] s'enchevêtrant dans un tissu similaire de la muraille; 4° sa face inférieure est tapissée par une autre partie de chair, le tissu velouté, dont les nombreuses papilles s'engagent dans l'épaisseur de la sole; 5° les fibro-cartilages latéraux occupent les faces latérales de l'articulation des deux derniers phalangiens; ils favorisent et développent l'élasticité du pied; 6° les ligaments sont très solides; 7° les extrémités des tendons dont l'un [l'extenseur] passe en avant des os et dont l'autre [le fléchisseur], après avoir glissé contre la face postérieure du petit sésamoïde, s'épanouit sur la moitié postérieure de la face inférieure et l'os du pied où il constitue l'aponévrose plantaire.

Propriété de la corne. — La corne est élastique et très hygrométrique. Plongée dans l'eau, elle se ramollit; puis au contact de l'air elle se dessèche, subit un mouvement de retrait; de là, des changements de forme. Elle se ramollit par la chaleur du feu [fer chaud] et brûle en répandant une forte fumée blanche à odeur empyreumatique très prononcée. Elle gagne de la souplesse par l'action des corps gras, mais se dessèche par l'action des astringents.

La corne de la muraille est fibreuse, de couleur noire ou blanche; sa dureté augmente si on laisse le cheval sans être ferré. Son élasticité et sa résistance dépendent de son épaisseur et de l'activité de sa croissance; elles sont, en général, plus grandes dans la corne noire que dans la blanche.

La corne de la sole n'a pas une texture fibreuse, comme celle de la muraille, son excès d'épaisseur se traduit à sa face inférieure par des plaques qui se détachent d'elles-mêmes.

Caractères d'une bonne corne. — La meilleure corne est d'une texture serrée, d'un grain fin, sa surface est brillante, recouverte du vernis périoplique [gluten] de préférence de couleur noire; elle doit être dure sans être cassante et n'offrir à sa surface aucune fissure ni cercles. La corne de la fourchette doit être ferme, sans sécrétion à sa surface, sans odeur prononcée : celle de la sole, écailleuse et dure lorsque le pied n'a pas été paré, est moins dure dans ses couches profondes et sa couleur est partout la même. Les taches rougeâtres que l'on rencontre à la face plantaire indiquent des contusions [bleimes] ou des congestions qui se sont produites au moment où ces couches se sont formées. Une corne semblable donne ordinairement au pied une grande sensibilité.

Croissance de la corne. — C'est dans la cutidure que prend naissance la plus grande partie de la muraille, c'est d'elle, tout au moins, que provient la trame fibrillaire. La chair du pied, c'est-à-dire le tissu feuilleté, sécrète aussi de la substance cornée qui s'ajoute à la précédente. La corne de nouvelle formation descend de la cutidure vers le bord intérieur, les couches nouvelles poussent les anciennes. Il faut environ neuf mois pour que la paroi se renouvelle complètement.

La sole est formée par la chair de la face inférieure du pied [tissu velouté], elle croît dans le sens de l'épaisseur; elle se régénère au bout de quelques semaines. La fourchette est produite d'une façon analogue.

Diverses circonstances exercent une grande influence sur la qualité et sur la rapidité de croissance de la corne. La bonne santé, l'alimentation saine et abondante, le travail régulier, sont autant de conditions favorables à une sécrétion active; ajoutons aussi que chez les chevaux de race et chez certains chevaux, sans raison appréciable, la corne se renouvelle plus rapidement, tandis que chez les animaux malades ou chez ceux qui sont mal nourris ou qui sont soumis à un repos prolongé, la croissance de la corne est languissante et sa qualité laisse souvent à désirer.

Mode d'usure. — Sur un pied non ferré, la muraille s'use par son bord inférieur en se fendillant ou en se brisant par petits éclats. La sole s'exfolie par plaques et la fourchette se déchire en lambeaux filamenteux.

Élasticité du pied. — Le pied subit un mouvement alternatif de dilatation et de resserrement, suivant qu'il est à l'appui ou au lever. Les conditions dans lesquelles se produit ce changement de forme ne sont pas encore bien déterminées. Une chose est néanmoins hors de doute, c'est que ce phénomène d'élasticité est surtout développé dans les parties postérieures du sabot.

L'élasticité est mise en jeu par le poids du corps qui tend à ouvrir davantage le sabot, à faire disparaître la convexité de la sole et par conséquent à écarter les extrémités du croissant ainsi que les barres et les talons; la fourchette, en s'aplatissant, s'élargit et refoule aussi en dehors les parties contre lesquelles elle s'appuie. Les fibro-cartilages latéraux se resserrent pendant l'appui et reviennent à leur position en entraînant avec eux en dehors la partie supérieure de la muraille, lorsque l'appui a cessé.

L'expansion du sabot se réduit à quelques millimètres; elle diminue avec l'âge. Elle a pour effet d'empêcher ou de diminuer la compression des tissus vivants et de contribuer pour une large part à l'amortissement des chocs.

Description du fer ordinaire. — *Le fer de cheval* est une bande métallique courbée sur champ de façon à lui donner la forme et le contour du bord inférieur du sabot.

On y distingue :

1° Diverses régions, telles que : la pince, les mamelles, les branches correspondant à la pince, aux mamelles, aux quartiers de la muraille;

2° Deux faces : l'inférieure qui est plane, est percée d'ouvertures quadrangulaires régulièrement espacées, servant à loger la tête des clous; ce sont les étampures au nombre de 6 à 8.

La face supérieure offre des ouvertures qui correspondent aux étampures, ce sont les contre-perçures dont la dimension est en rapport avec le volume de la lame du clou;

3° Deux bords ou rives, dont l'un externe et l'autre interne;

4° Deux extrémités ou éponges qui terminent les branches en arrière;

5° Les crampons sont les éponges repliées à angle droit vers le bas; les mouches sont de petits crampons;

6° Les pinçons sont des languettes triangulaires étirées du bord externe du fer et que l'on rabat contre la muraille. Il y a presque toujours un pinçon en pince, quelquefois un ou deux aux mamelles;

6° La couverture est la largeur d'une rive à l'autre;

7° L'ajusture est la forme excavée que l'on donne à la face supérieure du fer;

8° La garniture est la partie du fer qui déborde la paroi.

Caractères différentiels selon le pied. — La forme du pied antérieur étant plus arrondie, le fer qui lui est destiné est plus large, de forme plus arrondie que le fer postérieur dont le contour est plus ovale. Dans ce dernier, les étampures sont plus éloignées de la pince; dans le fer de devant elles sont plus rapprochées en pince et plus éloignées des éponges.

Le fer droit se distingue du fer gauche en ce que la branche externe a une courbure plus prononcée, surtout en mamelle.

Quant aux caractères tirés de l'épaisseur des branches et des étampures placées à *gras* ou à *maigre*, ils sont généralement peu sensibles.

Proportions du fer. — Le fer doit être proportionné aux dimensions du pied ; son poids en rapport avec celui du poids du corps doit être réduit à un *minimum* dont la limite est déterminée par le degré de résistance que le fer doit offrir à la pression pour ne pas céder sous le poids et par l'effort lorsque le pied appuie sur une inégalité du sol. L'épaisseur est calculée aussi d'après la rapidité avec laquelle l'usure se produit.

Un fer trop lourd fatigue inutilement le membre : la somme de travail que le cheval dépense pour porter ses quatre fers est considérable, eu égard au grand nombre de fois que les pieds sont levés et portés en avant pendant une journée de marche.

Pour les chevaux de selle du poids moyen de 500 kilos, chaque fer pèse environ 450 à 500 grammes avec une épaisseur de 1 centimètre. Pour les chevaux de course, il est réduit à une mince lamelle ; pour ceux de trait léger, de l'artillerie, par exemple, à 700 grammes et pour ceux de gros trait à 1 kilogramme et même davantage.

Opération du ferrage. — Cette opération principale en comprend plusieurs autres, savoir :

Déferrer. — On ne déferre qu'un pied à la fois, et l'ouvrier ne passe à un second que lorsque le premier a été referré. Après avoir soigneusement cassé les *rivets*, les clous sont enlevés un à un ; on ne doit jamais tolérer que l'ouvrier arrache violemment le fer.

Parer le pied est l'opération par laquelle le maréchal ferrant enlève l'excédent de corne : ce qui revient à faire ce que l'usure naturelle eût produit si le pied n'eût pas été garni d'une semelle. Il s'agit donc de n'enlever que l'excédent dont la conservation fausserait les aplombs. Il n'est pas possible de préciser la longueur à donner au sabot ; la connaissance de l'organisation du pied et des aplombs, ainsi que le coup d'œil servent de base pour chaque cheval en particulier. En ce qui concerne la sole, on ne peut enlever que les plaques écailleuses qui ne sont que faiblement adhérentes. Il n'est pas une pratique plus nuisible que celle de parer la sole à fond, de l'amincir à l'extrême, de faire ce que l'on appelle un beau pied. Souvent même, le mieux est de ne pas toucher à la sole. Les arcs-boutants ne sont diminués que dans leur excès de hauteur. La fourchette est rarement amincie, à moins qu'elle ne soit trop volumineuse; on n'enlève que les filaments en partie détachés par le frottement sur le sol. Beaucoup d'ouvriers ont la mauvaise habitude de faire une entaille de chaque côté de la fourchette; ils établissent ainsi, bien à tort, une solution de continuité entre les branches de la fourchette et les talons.

Brocher. — Le maréchal fait ensuite *porter* le fer de façon à s'assurer de l'adaptation parfaite sous le rapport de l'ajusture et de la garniture, puis le fixe à l'aide de clous, c'est ce qui constitue le *brocher*.

Dès que le fer est broché, les extrémités des lames sont rabattues sur une même ligne horizontale en les infléchissant sur la paroi, puis coupées à $0^m,002$, pour former les *rivets*. Afin de faire le pied plus petit, les maréchaux ont parfois la fâcheuse habitude de couper le bord inférieur de la muraille qui déborde le fer et de raper fortement. C'est ainsi le pied qui est fait pour le fer. On ne doit permettre qu'un coup de râpe dans la partie inférieure, et l'action de cet instrument ne peut jamais être portée plus haut que les rivets.

Qualités et caractères d'une bonne ferrure. — Une bonne ferrure donne au pied la forme la plus naturelle, conserve ou redresse même les aplombs, n'apporte aucune gêne ou entrave à l'élasticité. Le fer repose uniquement et uniformément sur le bord inférieur de la muraille et ne comprime nullement la sole ni les barres, les éponges dépassent de peu les talons. L'appui du pied sur le sol se fait avec une égale intensité dans chacune de ses parties; les quartiers, les talons internes et externes ont la même hauteur.

Les deux pieds antérieurs doivent être égaux entre eux : il en est de même des postérieurs. Le fer doit être aussi léger que possible sans compromettre sa résistance; trop épais, il fatigue, trop faible, il s'use rapidement, cède sous le poids ou se casse, et l'on est dans l'obligation de renouveler trop souvent la ferrure.

La ferrure est défectueuse lorsque le fer est trop lourd, trop long ou trop épais, lorsque l'ajusture est mauvaise, qu'il y a trop de garniture, que les clous sont mal brochés, à des hauteurs différentes [en musique]. Elle est surtout défectueuse lorsque les pieds sont inégaux, que l'un des quartiers est moins élevé que l'autre, que les talons sont bas, la pince trop courte et, lorsque, en un mot, on n'a pas observé les préceptes que nous avons développés dans chacune des opérations du ferrage.

Accidents occasionnés par la ferrure. — Outre les accidents éloignés tels que resserrement des pieds, déviation des aplombs, la ferrure peut occasionner des accidents immédiats :

1° La compression de la sole ou des talons par le fer détermine immédiatement une gêne dans la marche;

2° Il en est de même lorsqu'un clou passe trop près des parties vives, s'il a été broché trop haut ou lorsque le fer est trop *serré*;

3° L'action prolongée du fer chaud provoque des brûlures;

4° Les clous, en prenant de fausses directions, lèsent la chair du pied et déterminent des plaies appelées *piqûres* si le clou est retiré immédiatement, et enclouure si l'ouvrier, ne s'apercevant pas de sa maladresse, laisse le clou à demeure.

Renouvellement de la ferrure. — L'usure du fer et la croissance de la corne rendent nécessaire le renouvellement du fer à des époques plus ou moins éloignées. La durée d'une ferrure dépend naturellement des circonstances multiples dont les principales sont : l'épaisseur du fer, la qualité du métal, le genre de service imposé au cheval, la nature du sol sur lequel il marche, les conditions d'humidité ou de sécheresse et enfin le degré d'activité de la croissance de la corne.

La ferrure doit être renouvelée lorsque le pied est trop long, lorsque le fer est déplacé, usé ou cassé, ou que les clous sont en majeure partie tombés.

En règle générale, en garnison, la ferrure est renouvelée tous les 45 à 50 jours. En route ou en service de campagne, la ferrure n'atteint jamais cette durée. L'alternative de pluie et de sécheresse, en provoquant dans la corne un mouvement de gonflement et de retrait, donne du jeu aux clous et ceux-ci tombent au bout de peu de jours.

MODES OU SYSTÈMES DE FERRURES.

Les coutumes locales, la fantaisie, les nécessités de toute nature ont fait naître des systèmes différents, soit dans la conformation du fer, soit dans la façon de l'appliquer ; nous allons passer en revue quelques-uns des principaux :

Ferrure à chaud, ferrure à froid. — La ferrure à chaud est ainsi appelée parce que le fer est porté à l'essai sur le pied, alors qu'il est encore au rouge brun ; tandis que dans la ferrure à froid, le fer est fait d'après mesure, et il est complètement achevé lorsque l'ouvrier se présente pour l'appliquer.

Des conditions particulières peuvent faire préférer un de ces deux systèmes à l'autre. Mais, lorsque aucune raison sérieuse n'impose le choix, la ferrure à chaud est préférable parce qu'elle est la mieux appliquée et la plus résistante. En effet, elle permet une adaptation plus parfaite, plus exacte du fer au pied. De plus, la corne chauffée, fusionnée par le contact du fer rouge, forme une couche moins hygrométrique, moins sensible aux influences extérieures.

À ces avantages qui sont immenses, on a opposé les inconvénients suivants :

1° La brûlure de la corne ; cet accident est très rare, à moins que l'ouvrier ne soit inhabile ;

2° L'obligation de conduire le cheval à la forge ;

3° Bien abusivement on lui a aussi reproché le dessèchement et le resserrement du sabot.

La ferrure à froid exige plus d'habileté de la part de l'ouvrier parce que le fer doit être parfaitement ajusté d'après la mesure et ne peut plus subir de modification au moment de l'appliquer. L'adaptation n'est jamais aussi parfaite parce que la corne n'est pas ramollie et que l'ajusture du fer n'est pas toujours irréprochable.

Elle offre néanmoins, dans certaines conditions, des avantages réels. Ainsi, en route, en campagne, partout où l'on n'a pas une forge à sa disposition, c'est au système de la ferrure à froid que l'on a recours. Il en est de même pour les chevaux difficiles, méchants, qui sont souvent plus abordables dans leur écurie que dans un atelier de maréchalerie. Enfin, elle n'expose pas les chevaux aux accidents de brûlure, ce qui est

un avantage dont on doit tenir compte pour les pieds à sole
mince.

La mesure du pied se prend à l'aide d'un instrument
spécial — le podomètre — ou à l'aide d'une feuille de papier
sur laquelle on prend l'empreinte du contour du pied, ou
encore, en prenant la longueur et la largeur du sabot.

Ferrure française. — Le fer français est assez couvert
et offre une ajusture prononcée de la pince au milieu des
branches et un talus de la rive externe à l'interne. Les étampures sont quadrangulaires.

Ferrure anglaise. — La ferrure anglaise diffère de la
précédente. Son ajusture, beaucoup plus correcte, ne relève
pas le fer en pince, ce qui donne au pied une assiette plus
ferme. La face supérieure a sa partie externe horizontale et
le glacis ne commence qu'aux contreperçures. Les étampures
sont plus étroites et sont creusées au fond d'une rainure qui
longe le bord externe. Les clous, qui sont de forme particulière, résistent mieux à l'usure, mais leur implantation
demande plus d'habileté. Une qualité sérieuse du fer anglais
c'est le peu de largeur de ses branches, ce qui permet d'en
diminuer le poids.

Les Anglais parent les pieds à fond, c'est une pratique
nuisible.

Bien que fortement critiquée par les auteurs français, la
ferrure anglaise est très estimée en Belgique.

Ferrure autrichienne et russe. — En Autriche et en
Russie les étampures sont creusées au fond d'une rainure et
l'ajusture ressemble à l'ajusture française. Les fers portent
trois forts crampons dont un à chacune des éponges et un
troisième en pince (grappe).

Ferrure allemande. — En Allemagne on ne s'occupe sérieusement de la ferrure que depuis les dernières guerres. Les fers étaient grossièrement forgés, sans distinction du pied droit ou du pied gauche; ils étaient pourvus de forts crampons au nombre de deux, souvent de trois. Aujourd'hui la ferrure a reçu de sérieuses améliorations.

Ferrure Lafosse. — Le fer Lafosse est très court, ses deux branches sont tronquées et encastrées dans la muraille à l'aide d'une entaille, de façon que la corne serve d'éponges.

La ferrure Lafosse est légère, gêne peu ou point l'élasticité du sabot et les chevaux qui la portent sont moins exposés à glisser. Elle ne peut être appliquée que sur les pieds dont la corne en talon est bien développée. Elle est d'indication pour les pieds rétrécis.

Ferrure périplantaire ou de Charlier. — Cette ferrure consiste en un fer très étroit, une sorte de bague que l'on enchâsse dans une rainure creusée dans le bord intérieur de la muraille. Ce fer ne porte que six étampures.

Ce fer est excessivement léger [250 grammes], il ne gêne en rien les mouvements d'élasticité, le cheval glisse moins avec cette ferrure. Malheureusement, elle est d'une application difficile, impossible même sur les pieds médiocres ou mauvais; ne protège pas la sole; et si le fer vient à se perdre en route, le pied se détruit et se dérobe à l'excès.

Ferrure Miles. — Miles, dans le but de laisser au pied la faculté de se dilater, a imaginé un fer à étampures au nombre de 5 sur la branche interne seulement. Son fer est assez couvert et les branches sont recourbées en dedans de façon à protéger les côtés de la fourchette et les arcs-boutants.

Ferrure à pantoufle. — Le fer à pantoufle a de fortes éponges disposées en glacis. La paroi repose sur le haut du talus, de façon que, pendant l'appui, les talons sont forcément entraînés en dehors. Cette ferrure convient pour les pieds rétrécis avec tendance à l'encastelure.

Ferrure couverte. — Le fer couvert, par la grande largeur qu'il affecte, abrite et protége une grande étendue de la sole. Il convient pour les pieds à sole mince, plate ou pour les pieds combles.

Le fer à planches ou à éponges réunies convient pour les pieds à talons faibles, renversés, les pieds bleimeux.

Ferrure à la turque. — Ce fer n'est guère appliqué qu'aux pieds de derrière. Sa branche interne est plus épaisse, dépourvue en partie d'étampures, son bord externe est souvent arrondi. La branche externe est plus mince et porte ou ne porte pas de crampon.

La ferrure à la turque est généralement employée sans raison et d'une façon abusive, chez les chevaux qui se coupent et même chez ceux qui ne se coupent pas. Appliquée d'une façon irrationnelle, elle fatigue les membres et en fausse les aplombs.

Ferrure à pince tronquée. — Elle consiste à tronquer la pince du fer postérieur, à laisser déborder la corne dans cette région ou à la couper.

Cette ferrure est surtout employée pour les chevaux qui *forgent*. Mais, si elle fait disparaître le bruit, elle ne guérit pas toujours l'irrégularité du mouvement. Elle a pour effet de précipiter le lever du pied, mais de raccourcir l'étendue de terrain embrassé par les membres de derrière, de façon que, en somme, l'allure est raccourcie; il y a tendance à désunion des mouvements de l'avant-main d'avec ceux de l'arrière-main. Cette ferrure est donc préjudiciable; il convient de réagir contre la tendance prononcée qu'ont beaucoup de maréchaux à faire usage de ce mode de ferrure. Que les marchands de chevaux l'emploient sur la plupart de leurs chevaux, cela se comprend; ils ont de bonnes raisons pour cela; mais c'est là une pratique que le propriétaire ne doit pas imiter.

Ferrure à crampons. — Les crampons sont des saillies ménagées à la face inférieure du fer, le plus souvent aux extrémités des branches et quelquefois en pince (grappe). Ils ne doivent pas être plus hauts que larges et doivent être de même hauteur.

Les crampons sont quelquefois utiles, ils sont même parfois nécessaires. Ils empêchent certains chevaux de glisser, donnent de la fixité à l'appui; leur usage est surtout bon pour le cheval de trait; il l'est moins pour le cheval de selle.

D'un autre côté, les crampons ont bien des inconvénients: ils augmentent le poids du fer, faussent les aplombs, fatiguent les articulations; ils écrasent les talons, surtout les talons bas, renversés, déterminent des bleimes; ils occasionnent aussi des blessures chez les chevaux qui se coupent et donnent plus de gravité aux atteintes par coups de pieds. L'emploi de la ferrure à plat, c'est-à-dire sans crampons, est presque toujours préférable.

En somme, le crampon ne doit être mis en usage que lorsqu'il y a nécessité, soit pour un service particulier, soit parce que les chevaux doivent travailler sur un terrain glissant; il est plus rationnel de mettre trois crampons que de n'en mettre que deux.

Ferrure à pinçons. — Règle générale, le fer porte un pinçon en pince; il est pour ainsi dire nécessaire pour la fixité du fer. C'est déjà un mal; mais là où il y a abus préjudiciable, c'est lorsque l'on en élève deux, ou même trois, dont un à chaque mamelle. C'est là une pratique dangereuse que l'on ne doit tolérer que dans des cas rares et exceptionnels. Ce n'est pas sans danger que l'on emprisonne le sabot entre deux ou trois pinçons; son élasticité a trop à en souffrir.

Ferrure d'hiver. — Dans notre pays où les variations atmosphériques sont si brusques et si profondes, il est nécessaire de tenir les chevaux en état de marcher par tous les temps. Pour cela on a recours à différents moyens auxquels on a donné le nom de *ferrure à glace*.

La plus ancienne, celle qui est le plus généralement employée, est la ferrure à *crampons fixes*. Mais ceux-ci s'usent et la ferrure doit être renouvelée aussi souvent que la saillie est émoussée. Cet inconvénient est en partie écarté par l'usage du *crampon mobile* que l'on adapte au fer au moment du besoin.

Il existe un très grand nombre de modèles de crampons mobiles.

La vis à glace ou le crampon à vis est généralement employé. Le crampon *Jules Gérard* a de sérieuses qualités. Le *clou à glace* est aussi d'un usage efficace, surtout si la tête est en acier et s'il est adapté de façon à ne pas pénétrer dans la muraille, mais à être rabattu directement sur la branche du fer.

Ferrure d'après les conformations spéciales ou d'après les maladies du pied. — Les chevaux qui se coupent réclament des ferrures différentes, selon la cause de cette irrégularité dans les mouvements.

Si le cheval est *panard* ou *cagneux*, on ne peut guérir les vices d'aplombs, on ne peut qu'en mitiger les inconvénients. Chez le panard les blessures se produisent souvent par l'éponge interne. Il conviendra de faire celle-ci courte, rentrée sous la muraille, d'en arrondir les bords et de diminuer le quartier interne.

Pour le cheval cagneux les moyens opposés sont d'indication.

Pour les pieds de derrière, l'on fait un très grand usage de la ferrure à la *turque* vraie ou renversée. C'est-à-dire que si l'on n'obtient aucun résultat avec le fer à la turque ordinaire, on fait l'opposé ; on applique un fer dont la branche externe est la plus épaisse. Quoi qu'on fasse, dans bien des cas cette ferrure est inefficace, même lorsqu'on enlève une épaisse couche de corne à la face interne de la muraille. On réussira beaucoup plus souvent en ferrant à *plat*, c'est-à-dire en appliquant un fer mince, sans crampons. En effet, on diminue ainsi le levier dont la fausse direction entraîne l'extrémité jusqu'au contact du membre opposé, tandis que par la ferrure à la turque on ne fait que l'allonger.

Chez le cheval qui *forge*, il convient d'accélérer le lever du membre antérieur en mettant un fer à éponges minces, sans crampons, ou même en abattant un peu les talons et en retardant le lever des postérieurs, ce que l'on obtient en raccourcissant la pince, en laissant les talons hauts, en faisant les éponges grasses ou en abaissant des crampons. La ferrure à pince tronquée ou carrée est insuffisante et d'un effet souvent illusoire.

Le pied à sole mince, sensible, le pied plat ou comble, demandent un fer plus ou moins couvert, avec beaucoup d'ajusture.

Le pied à talons bas, renversés, doit être ferré avec un fer a planche si la fourchette est développée; il faut éviter les crampons et raccourcir la pince.

Pour les pieds à talons resserrés, les fers à pantoufles sont recommandés; quelquefois on réussit en diminuant les talons, en forçant la fourchette à remplir son rôle.

Lorsque le pied est dérobé, on applique un fer à étampures irrégulièrement disséminées.

Pour parer à la grande sensibilité des pieds, divers moyens ont été préconisés :

Le plus connu est l'usage d'une lamelle en cuir entre le fer et la muraille. Cette lamelle est surtout efficace lorsque la muraille est faible et que la muraille ne dépasse pas le niveau de la sole. Il convient de choisir, à cet effet, du cuir vieux, ou mieux de la gutta-percha. Le cuir a l'inconvénient de se gonfler par l'humidité et de subir un certain retrait en se desséchant; cette différence d'épaisseur fait jouer le fer; cet inconvénient n'existe pas pour la gutta-percha.

Le caoutchouc que l'on adapte dans une rainure creusée à la face inférieure du fer amortit considérablement les chocs, empêche les glissements; malheureusement, on ne parvient pas à le fixer pour une durée assez longue.

Les semelles complètes en caoutchouc peuvent avoir leur utilité, mais, jusqu'ici, elles n'ont eu qu'un succès éphémère auprès de quelques amateurs.

Chevaux difficiles à ferrer. — Les chevaux dociles ne réclament aucune précaution particulière. Ceux qui sont impatients, pétulants, sont tenus à l'aide d'un bridon par celui qui a l'habitude de les soigner; quelquefois on est obligé d'avoir recours à un licol de force et au tord-nez. D'autres fois, il suffit d'un geste menaçant, d'un appel ou d'une menace de la main ou de la cravache, pour le maintenir dans un calme relatif. Il en est qui ne se montrent dociles qu'en faisant placer un autre cheval à côté, ou lorsqu'ils ont un cavalier sur le dos.

Si le cheval est méchant, d'autres précautions et d'autres moyens coercitifs sont nécessaires. Outre le tord-nez et le caveçon on emploie un entravon auquel on attache une corde ou une plate-longe s'enroulant autour de l'avant-main, laquelle vient ensuite s'appuyer sur la queue, tressée en anse. De sorte que lorsque l'animal rue ou frappe, la secousse l'atteint tout d'abord. On réussit aussi parfois en montant le cheval, en le ferrant dans sa stalle, en lui couvrant les yeux.

Pour tous les chevaux difficiles ou méchants, il est prudent de les fatiguer par le travail, quelques instants avant le moment de les ferrer. Sous ce rapport, la méthode Rarey est très recommandable, mais auparavant il convient d'essayer la méthode Balassa, c'est-à-dire les moyens de douceur, sans contrainte, par les caresses de la main et de la voix et par l'influence du regard.

Dans tous les cas, il faut chercher à rassurer les chevaux craintifs, ombrageux, donner des friandises, être prodigue de caresses; et pour tous, agir avec douceur, fermeté, parfois avec énergie, mais jamais avec brutalité, ni violence.

Hygiène du pied. — Conserver au pied sa souplesse, son élasticité, sa forme et ses aplombs est la condition essentielle pour une longue utilisation du cheval.

A côté de la ferrure dont le rôle est si important, de l'entretien de la litière, de l'alimentation, de l'état de santé et du travail ininterrompu par une inaction prolongée, il est d'autres soins que l'on ne peut négliger. Parmi ceux-ci, nous citerons l'entretien des propriétés physiques de la corne.

La corne, très hygrométrique, est fort sensible aux

influences atmosphériques. Or, la corne qui se dessèche subit un mouvement de retrait; de là rétrécissement du sabot et boiterie. C'est ce qu'il importe d'éviter. Il faut donc empêcher l'évaporation du suc naturel, de cette espèce de sève qui imprègne le tissu; il faut même en seconder l'action par l'usage de substances capables d'assouplir et d'entretenir l'élasticité du sabot.

Les substances astringentes doivent être écartées d'une façon absolue, à moins qu'il n'y ait une indication spéciale. Ainsi, c'est à tort que beaucoup d'auteurs préconisent des onguents dans lesquels entrent le goudron et la suie de cheminée.

Il n'est pas moins important de s'assurer que les *graisses* pour pieds ne sont ni acides, ni alcalines; elles doivent être sans action sur le tournesol. Cette recommandation est surtout importante pour celles qui dérivent des résidus d'industrie.

Il est inutile de rappeler que les pieds ne seront graissés que lorsqu'ils auront été préalablement débarrassés de tout ce qui pourrait être adhérent à leur surface (boue, fumier, etc.).

En règle générale, il est bon de graisser les pieds chaque fois qu'ils ont été mouillés, lorsque le cheval a travaillé par la pluie, dans un terrain humide; cette opération est plus importante en été qu'en hiver.

Chez les chevaux qui séjournent beaucoup à l'écurie pendant les chaleurs de l'été, on peut remplir le creux de la sole avec des crottins, en ayant soin, toutefois, de renouveler ce coussin et de graisser la face plantaire tous les jours.

Si la fourchette est grasse, si elle est échauffée, ramollie, le goudron végétal pourra être avantageusement employé.

Lorsque le pied est maigre, la corne sèche, cassante, nous recommandons les bains fréquents suivis immédiatement

d'application de graisse. Il convient également d'exciter la
sécrétion de la corne par des frictions sur la cutidure faites
avec de l'huile de laurier. On retire aussi de grands avantages de l'usage d'un feutre épais et mouillé maintenu autour
de la muraille.

Voici quelques formules de graisse de pied :

1° L'huile de foie de morue seule ;

2° La vaseline à différents degrés d'épuration ;

3° Huile de foie de morue . . . 900 } Faire fondre au bain-marie et remuer
   Colophane concassée . . . . 100 }   pendant le refroidissement.

4° Vaseline . . . . 450 }
   Graisse de cheval . . . . . 150 } Faire fondre au bain-marie et remuer
   Colophane . . . . 50 {   pendant le refroidissement.
   Noir animal . . . . 50 }

5° Vaseline . . . . 500 }
   Térébenthine de Venise . . 500 } A mélanger au bain-marie.

NOTIONS MÉDICALES.

CE QU'IL CONVIENT DE FAIRE DANS LES CAS DE MALADIES OU DE BLESSURES SANS GRAVITÉ.

Le cheval est souvent placé en dehors de toutes conditions hygiéniques, soit qu'il y ait ignorance ou négligence de la part de ceux qui sont chargés de lui donner des soins, soit qu'il y ait nécessité absolue de l'exposer à des influences nuisibles, à des causes de maladie. Si, aux premiers troubles que l'on constate dans l'exercice des fonctions, si au début d'une indisposition, on oppose un traitement approprié, on a de grandes chances d'arrêter le développement du mal et d'empêcher une maladie de parcourir ses phases critiques. D'un autre côté, le cavalier se trouve parfois dans des conditions qui ne lui permettent pas de tirer profit, en temps utile, de l'intervention d'un vétérinaire. En l'absence d'un homme de l'art, il importe que tout propriétaire possède quelques notions qui le mettent à même de donner les premiers soins à un cheval malade ; nous nous faisons un devoir cependant de lui recommander de ne pas abuser de ces notions médicales, de ne pas se faire illusion sur leur valeur et de n'en user, par conséquent, qu'avec la plus grande circonspection.

Les blessures par la selle sont les plus fréquentes ; c'est par elle que le cheval est le plus exposé à être mis dans l'impossibilité de continuer le travail. Elles se développent au sommet et sur les côtés du garot, à la région dorso-lombaire et au passage des sangles.

Elles sont de nature et de gravité bien différentes : aussi, importe-t-il de les étudier sous chacune des formes qu'elles peuvent affecter.

A. Par suite de frottement plus ou moins prolongé d'une partie de la selle, le poil s'use, l'épiderme s'enlève, une plaie vive se forme sans qu'il y ait inflammation de la peau. Néanmoins, si la cause persiste dans son action, la peau s'irrite, s'enflamme.

Si on la traite au début, cette plaie guérira rapidement et le cheval continuera à travailler, si l'on peut écarter la cause qui l'a produite. Il suffira de la recouvrir d'une légère couche de collodion ; ou, à défaut de celui-ci, de laver la plaie avec de l'alcool, de la teinture d'arnica [sans mélange avec l'eau] dont on imbibe une compresse. Au moment de seller, on abrite la plaie par un morceau de sparadrap de mêmes dimensions ou simplement par un linge très fin garni de suif ou d'axonge.

B. Il arrive que l'épiderme, au lieu de se détacher, s'épaissit, devient dur, et reste adhérent ; cette blessure est plus grave que la précédente. En effet, elle passe souvent inaperçue parce qu'il n'y a pas de plaie ouverte ; ou bien, si on la constate, on la considère comme ayant peu d'importance. Après quelques jours, cette plaque d'épiderme a acquis une grande épaisseur, elle s'est mortifiée ; elle se détache alors par son contour, mais reste intimement adhérente par son centre. Arrivée à ce degré, la plaie ne tarde pas à déterminer une inflammation profonde et à mettre le cheval hors de service pour longtemps, car sa guérison est très lente à obtenir ; et ce qui est plus grave, c'est qu'elle laisse presque toujours après elle une cicatrice sensible qui constitue une prédisposition à des blessures ultérieures.

Dès que l'on constate une semblable lésion, il faut immédiatement enlever toute la couche mortifiée. Si la partie centrale est trop adhérente, on coupe tout ce que l'on peut détacher et l'on couvre la plaie par des étoupes hachées ou de la charpie imbibée d'arnica phéniqué [100 de teinture d'arnica et 2 d'acide phénique]. on enlèvera la partie centrale aussitôt qu'il sera possible de le faire. et l'on continuera à panser la plaie jusqu'à guérison.

C. Si on néglige de soigner une blessure même légère en apparence, ou si l'on continue à faire monter un cheval blessé. l'inflammation se propage dans les tissus situés sous la peau et il se forme des phlegmons. La suppuration au sommet ou à la base du garrot est toujours très grave parce que le pus s'infuse dans la profondeur des muscles: il forme des fistules et il n'est pas rare de voir des chevaux mourir de résorption purulente après avoir souffert pendant longtemps. La lésion peut être considérée comme grave lorsqu'il se dessine autour d'elle des cordes sinueuses formées par les vaisseaux lymphatiques engorgés.

Le traitement de ces plaies réclame l'intervention du vétérinaire. Néanmoins, en cas de nécessité, on fera faire des irrigations *continues* d'eau froide et des pansements à l'alcool phéniqué et en prenant grand soin de favoriser l'écoulement du pus.

D. Lorsque la compression par la selle est légère, mais continue, il se développe peu à peu des tumeurs molles. fluctuantes aux points sensibles : ce sont des kystes. On les trouve surtout au sommet du garrot et sur l'épine dorsale de la région dorso-lombaire. Ce genre de tumeur ne peut que très difficilement disparaître par l'application d'un médicament quelconque ; il faut avoir recours à une opération pour laquelle le vétérinaire seul est compétent.

E. Lorsque la sangle est trop serrée il se forme, sur son

trajet, des tumeurs volumineuses qui n'apparaissent que quelques heures après que la selle est enlevée. Les mêmes lésions apparaissent aussi aux parties des côtes ou à la base du garrot, là où la selle comprime ou pince la peau.

Sur ces tumeurs on appliquera des réfrigérants [eau froide] sous forme de jet continu ou sous forme de compresse [eau vinaigrée ou eau blanche], ou bien encore une pâte formée d'argile et de vinaigre. Le lendemain et l s jours suivants on massera la tumeur à différentes reprises et on la frictionnera avec de l'alcool.

F. Pendant l'été la peau est plus sensible, elle se blesse plus facilement, d'autant plus que des boutons dits boutons de chaleur se développent dans son épaisseur. Ces boutons ne peuvent être négligés, car ils deviennent facilement le siège de blessures. Les lotions d'eau vinaigrée réussissent quelquefois; en cas d'insuccès, il faut avoir recours aux pommades fondantes.

Considérations générales sur les blessures par la selle. — Les blessures produites par la selle ont de la gravité à cause de leur situation. Il importe de surveiller attentivement la peau des régions qui y sont exposées. Dès qu'on enlève la selle les lotions d'eau vinaigrée peuvent quelquefois faire avorter une inflammation; il en sera de même d'une friction à l'alcool camphré ou à la teinture d'arnica. Ces précautions sont surtout nécessaires lorsque le cheval n'est pas suffisamment entraîné. Dès que la plus petite blessure apparaît il faut la soigner; le repos d'un jour, au début, produit plus d'effet que trois ou quatre jours plus tard; et l'on ne s'expose pas à compromettre l'avenir du cheval. Car, des cicatrices, d'anciennes blessures sont autant de points faibles qui se rouvriront au moindre frottement.

Il est inutile d'insister sur l'importance d'une conformation
régulière des régions sur lesquelles doit porter la selle, ainsi
que de l'ajustage, de l'adaptation exacte des différentes parties du harnachement. La couverture, avant d'être pliée, doit
être secouée, afin qu'aucun corps étranger, aucun grain de
poussière ne reste dans les plis; il importe aussi qu'elle ne
soit pas mouillée.

Les blessures par le collier sont à peu près de même
nature et réclament les mêmes soins que celles produites
par la selle. Néanmoins, il existe parfois quelques différences.
Ainsi vers la pointe de l'épaule, il se forme des tumeurs dans
l'épaisseur de la peau, ou sous celles-ci, lesquelles prennent
parfois un développement considérable et dont la guérison
radicale est difficile à obtenir. Les soins médicaux consiste-
ront aussi dans l'emploi des réfrigérants et des astringents,
on ne négligera pas surtout l'appropriation du collier.

Cheval couronné. C'est surtout pour le cheval couronné que le charlatanisme a inventé les onguents les plus
divers, jouissant, naturellement, de la propriété de faire
repousser les poils même là où il n'y a plus de racine pileuse.

Le résultat de tout traitement dépend de la profondeur de
la plaie.

Si le poil est coupé, si l'épiderme seulement est enlevé,
quelques lotions réfrigérantes, l'application de quelques compresses à l'arnica suffiront, il ne restera aucune tare.

Mais si la peau est lésée dans son épaisseur, si la plaie est
irrégulière, il y a grand danger à ce qu'une certaine quantité
de poils ne repoussent plus, ou s'ils repoussent, qu'ils soient
couchés irrégulièrement, ou qu'ils prennent une autre couleur. On doit empêcher le cheval de se coucher, recouvrir
la plaie d'une compresse épaisse formant matelas pour le

cas où le genou viendrait à heurter le mur ou la crèche. Cette compresse, imbibée d'eau froide ou d'eau blanche, pendant les premiers jours, le sera ensuite d'arnica phéniqué du moment où l'inflammation ne sera plus à craindre.

Plaies par coups de pied. — Ces plaies doivent toujours être traitées par des réfrigérants appliqués d'une manière *continue*. Le meilleur agent est l'eau froide à condition d'en faire usage jour et nuit jusqu'à ce que l'inflammation soit dissipée.

Lorsque le coup de pied a porté sur une région où l'os est situé immédiatement sous la peau, il est prudent d'attacher le cheval haut, afin de l'empêcher de se coucher. Car dans ces cas, les fêlures osseuses sont fréquentes et l'effort produit par l'animal en se couchant ou en se relevant suffit pour déterminer la fracture complète.

Blessures par prise de longe. — Les blessures du paturon produites par le frottement de la chaîne ou de la longe d'attache [enchevêtrure] sont douloureuses et sont lentes à guérir, à cause de la grande mobilité de la peau en cette région.

Si la plaie est superficielle, il suffit d'en joindre les bords avec un corps gras quelconque notamment avec de la glycérine, de la vaseline ou de l'axonge.

Si elle entame fortement la peau, il faut mettre le membre dans un bain froid si c'est au début ou dans un bain tiède émollient [feuilles de guimauves bouillies] si l'inflammation est déjà développée. Pendant la nuit les cataplasmes peuvent remplacer les bains ou les compresses à l'eau blanche.

Il convient de ne pas couper les poils du paturon dans les cas de plaie en cette région, dans la crainte que la base ne serve d'irritant. Il faut, au contraire, leur laisser toute leur longueur et les assouplir par de la glycérine ou de l'huile d'olives.

La litière doit être faite en paille cassée, écrasée, afin que les tiges n'irritent pas la plaie.

Les crevasses du paturon peuvent être traitées de la même façon que les enchevêtrures; elles guériront, à moins qu'elles ne soient entretenues par un vice du sang, par une maladie de la peau.

En général, **les plaies** qui sont produites sur les diverses régions du corps peuvent être soignées de la même façon.

D'abord il faut les débarrasser des matières étrangères qui peuvent la souiller. L'application d'eau froide ne peut pas être nuisible au début, cependant, son usage ne peut être continué outre mesure, car il gênerait la cicatrisation. On doit le supprimer du moment que l'inflammation n'est plus à craindre. Souvent même il faut appliquer des excitants [alcool].

S'il y a solution de continuité dans la peau, il faut rapprocher les lèvres de la plaie et les maintenir dans leurs rapports en les traversant avec des épingles autour desquelles on enroule un fil.

Boiteries. — Les boiteries sont fréquentes chez le cheval. Aux membres antérieurs, elles ont généralement leur siège dans les pieds ou dans les organes situés au-dessous du genou; aux membres postérieurs, ce sont le jarret, le boulet ou le pied qui sont les parties les plus sensibles.

Lorsque la cause de la boiterie n'est pas nettement révélée à l'extérieur par une lésion traumatique, il faut commencer par faire enlever le fer et visiter minutieusement le pied.

Le fer a pu être trop serré, il a pu porter sur la sole, sur

les talons et y déterminer des froissements, des contusions
[bleimes]; on fera amincir la corne à l'endroit sensible,
on ajustera le fer en l'excavant au point correspondant, de
façon a éviter la compression et on fera appliquer des cataplasmes.

Si l'on constate de la sensibilité à la couronne, au boulet, au
tendon : si les rayons sont déviés de leurs lignes d'aplombs,
on ordonnera des bains froids ou tièdes et le repos.

Les efforts de boulets sont fréquents, surtout aux membres postérieurs : il faut prescrire des réfrigérants et enve-
lopper la région par une bande modérément serrée.

Les boiteries de l'épaule sont excessivement rares.

Maladies internes. — C'est pour le traitement des maladies internes surtout que le cavalier doit apporter la plus
grande circonspection dans l'emploi des médicaments.

Le cheval manifeste l'indisposition dont il souffre par certains signes qui sont communs à presque toutes les maladies :
il perd sa gaieté, son ardeur au travail, il butte, se coupe, il
est essoufflé, refuse d'avancer. A l'écurie il est triste, il appuie
la tête sur la mangeoire, il change fréquemment les pieds a
l'appui ou bien il se couche et refuse de manger.

Dans ces cas il faut supprimer les aliments ordinaires et
leur substituer de l'eau blanche ou un léger barbotage;
laisser l'animal au repos dans un endroit frais si la température atmosphérique est élevée, ou dans une écurie chaude
si les conditions atmosphériques sont mauvaises.

Si l'animal frissonne, si les oreilles sont froides ainsi que les
extrémités, on fera d'énergiques frictions jusqu'à ce que la
peau ait repris sa température normale.

Coliques. — On entend par coliques une douleur abdo-
minale que l'animal exprime par des mouvements désor-

donnés. Ainsi : il est agité, gratte le sol des pieds de devant, il se couche, se relève, puis se recouche de nouveau et se roule en projetant violemment ses membres en tous sens. Il se campe comme s'il devait uriner ; ce qui fait supposer, bien souvent à tort, qu'il y a rétention d'urine.

Les coliques sont dues à des causes diverses qu'il est difficile de préciser. Aussi est-il prudent, de la part du propriétaire, de ne pas avoir une confiance absolue dans ses connaissances et de faire appel au vétérinaire. Mais, en attendant l'arrivée de celui-ci, il aura des indications à remplir et peut-être réussira-t-il complètement si la colique est due à une indigestion.

Les prescriptions à remplir sont :

De faire promener l'animal *au pas*, de le forcer à marcher alors même — et surtout dans ce cas — qu'il voudrait se coucher ou se laisser choir brusquement, car, dans les mouvements violents, il se produit fréquemment des déchirures de l'estomac ou de l'intestin [lésions mortelles] ;

De faire bouchonner énergiquement la peau aux régions du ventre et des membres, afin d'y activer la circulation ; ces frictions peuvent être faites avec de la paille sèche, ou en ajoutant quelques grammes d'essence de térébenthine ;

D'administrer un breuvage composé, soit d'un litre de café noir, pur, ou additionné d'un verre à vin d'éther sulfurique, ou d'essence de térébenthine et de quelques grammes d'essence de menthe. A défaut de café, l'eau fraîche peut servir. Ce breuvage peut être renouvelé deux ou trois fois, de quart d'heure en quart d'heure ;

De faire passer un lavement d'eau fraîche dans laquelle on aura fait dissoudre du savon mou, du sel, ou dans lequel on aura mis un verre à vin de térébenthine. Le lavement sera renouvelé après un quart d'heure.

Tous les excitants conviennent dans les cas de coliques par indigestion; mais il faut se défier des irritants tels que l'alcool en trop grande quantité, ou trop concentré.

L'échauboulure est caractérisée par une éruption à la peau, de boutons plus ou moins gros [noisette], épars ou rassemblés en un point.

Cette éruption est précédée de fièvre, de perte d'appétit; elle se manifeste surtout pendant les chaleurs.

Il faut soumettre le cheval à l'eau blanche, dans laquelle on fait dissoudre deux ou trois fois par jour une quinzaine de grammes de nitre.

La courbature, la fourbure sont des expressions qui ont une signification différente.

La courbature est caractérisée par une sensation de grande fatigue, de brisement ou de contusion des muscles, des os et des articulations; l'animal marche difficilement, il y a de la raideur, de la gêne dans les mouvements. Elle se manifeste après un travail exagéré et a surtout son siége dans les articulations du boulet et dans les os du paturon et de la couronne.

Le repos, le régime rafraîchissant, des irrigations ou des bains froids aux extrémités des membres font disparaître ces symptômes en deux ou trois jours.

La fourbure est une maladie plus grave. Elle a son siége dans le sabot et détermine une douleur très grande, accompagnée de fièvre, de difficulté dans la marche. Le cheval, surtout après quelques heures de repos, éprouve de la difficulté à se mouvoir; il lève le pied lentement et le pose à terre avec hésitation. S'il est fourbu des pieds antérieurs, il place les postérieurs sous le corps, de façon à faire supporter par ceux-ci la plus grande partie de la masse; et il se campe du devant. Si ce sont les postérieurs qui sont malades, l'animal se met sous lui du devant.

Les premières indications à remplir sont : de placer le cheval dans un endroit frais, sur une bonne litière; de lui faire prendre de deux en deux heures 15 à 20 grammes de sel de nitre; de faire des irrigations continues d'eau froide sur les pieds malades; de plonger ceux-ci dans des bains froids glacés ou mieux dans une eau courante. A défaut de bain convenable, on peut délayer de la terre argileuse avec de l'eau vinaigrée ou alunée, et former ainsi une couche molle de 15 à 20 centimètres d'épaisseur dans laquelle on fera placer le cheval.

Morve et farcin. — A cause de leurs propriétés contagieuse, ces deux maladies ont une importance considérable; et tout homme de cheval doit les connaître suffisamment pour pouvoir s'entourer de toutes les précautions afin d'en éviter la propagation.

La morve se manifeste par le jetage, le glandage et des ulcérations ou de petites élevures sur la muqueuse du nez.

Mais ces trois symptômes ne sont pas toujours réunis.

Il faut mettre en suspicion de morve tout cheval qui présente un des symptômes suivants :

1° Écoulement par un naseau d'un liquide plus ou moins épais, d'un jaune verdâtre, collant au pourtour de l'ouverture;

2° Ulcérations ou petits élevures sur la muqueuse;

3° Glandes petites, dures, indolentes et adhérent au fond de l'auge.

Le farcin se manifeste par des engorgements œdémateux aux boulets postérieurs, sans cause connue. Plus tard, le membre tout entier s'engorge, des boutons surviennent dans différentes parties du corps, ainsi que des cordes bosselées au plat de la cuisse ou aux ars. L'animal a mauvais poil, il maigrit.

Lorsque l'un ou plusieurs de ces symptômes sont observés, il faut immédiatement isoler l'animal et procéder à une désinfection complète, comme nous l'avons indiqué plus haut.

TABLE DES MATIÈRES.

	Pages.
Préface	1
HIPPOLOGIE. — Définition, Division	3
EXTÉRIEUR. — Définition, Objet, Division	5
Organisation du cheval. — Généralités	8
Os	8
Cartilages	10
Articulations	10
Squelette	12
Considérations générales sur le squelette	15
Muscles	17
Examen analytique des régions	19
Régions de la tête	21
Oreilles	22
Toupet	22
Front	22
Chanfrein	23
Naseaux	24
Bouche	25
Barbe	28
Auge	28
Ganaches	28
Joues	28
Tempes	30
Salières	31
Sourcils	31
Yeux	31
Nuque	33
Parotides	33
Gorge	33
La tête dans son ensemble	33

	Pages.
Encolure	35
Poitrail	34
Ars, inter-ars	36
Garrot	36
Membres antérieurs :	
Épaule	40
Bras	41
Avant-bras	42
Coude	42
Châtaigne	42
Genou	43
Canon	44
Tendon	45
Boulet	45
Paturon	48
Couronne	48
Pied	48
Régions du corps	
Passage des sangles	50
La côte	51
Poitrine	51
Flancs	51
Ventre	53
Organes sexuels	54
Anus	55
Dos	56
Rein	56
Arrière-main	
Croupe	57
Hanches	58
Queue	59
Cuisse	60
Grasset	61
Jambe	61
Jarret	61

Pages

APLOMBS 64
   Théories des lignes 64
   Similitude des angles (théorie de la) 67
PROPORTIONS 69
   Tempéraments 72
   Degré de sang 72
STATIQUE 72
   Attitudes 76
DYNAMIQUE 76
   Mouvements sur place
      Cabrer 76
      Ruer 79
      Saut 80
   Allures 82
      Expressions usitées 82
      Pas 85
      Reculer 87
      Pas relevé 87
      Trot 88
      Traquenard 89
      Amble 90
      Galop 91
      Aubin 94
   Défectuosités des Allures 94
AGE 97
   Dents 98
   Chronomètre dentaire 100
   Irrégularités dentaires 102
   Irrégularités voulues, ruses, fraudes 103
SIGNALEMENTS 105
   Robes 105
   Particularités des robes 108
   La robe peut subir des changements 112
   Indices fournis par les robes sur les qualités des chevaux . . 113
   Taille 114

Pages.

VICES ET DÉFAUTS NE SE RAPPORTANT PAS À LA CONFORMATION 115

    Tic 115
    Chevaux vicieux. 118

LÉGISLATION CONCERNANT LA VENTE, L'ÉCHANGE, LA LOCATION ET LE
PRÊT DES CHEVAUX 120

    Vente. 120
    Louage 125
    Prêt 126
    Vices rédhibitoires 127

CHOIX DU CHEVAL SELON LE SERVICE AUQUEL ON LE DESTINE 133

    Cheval de selle 134
    Cheval d'officier 135
    Cheval de trait d'artillerie 136
    Causes rendant le cheval impropre au service 136
    Méthode rationnelle pour apprécier le cheval. 137

EXAMEN DU CHEVAL EN VENTE 141

    Comment achète-t-on un cheval? 141
    Chez le marchand 142

REMONTE 146

HYGIÈNE. 153

DE LA RESPIRATION. 154

    Air atmosphérique 154
    Air confiné 155
    Miasmes. 150
    Agents météoriques. 156
    Climats. 160

ALIMENTATION 162

    Digestion 162
    Denrées alimentaires 165
    Boissons 174
    Régime du vert 177
    Composition de la ration 183
    Denrées de substitution 184
    Repas. 186
    Préparation des aliments 187

Pages

HYGIÈNE DES ÉCURIES 191
  Construction, distribution 195
  Ventilation 197
  Litière 198
  Tenue des écuries 199
  Désinfection 201

HYGIÈNE DE LA PEAU 203
  Fonctions de la peau 203
  Mue 203
  Pansage 204
  Lotions, lavage 206
  Bains 207
  Toilette 207
  Tonte 208

HYGIÈNE SPÉCIALE DES JEUNES CHEVAUX 217

LE TRAVAIL 217
Effort 217
Vitesse 218
Fond 218
Fatigue 219
Causes qui modifient l'intensité du travail 221
  Vitesse 221
  Genre d'allures 221
  Cheval massif, cheval léger 224
  Cheval attelé, cheval monté 226
  Poids de la charge 227
  Résistance du sol 227
  Influence de l'entraînement 228
  Travail en collectivité 230
Rapports qui doivent exister entre la vitesse, le mode d'allures et
  la durée du travail 230
Influences du repos et du travail sur la santé 231
Précautions hygiéniques : avant, pendant et après le travail . . . 235
  Troupe montée en marche 237

	Pages.
Mission de l'officier d'avant-garde	241
Combien d'étapes (paix)?	242
En temps de guerre	242
Rapports entre l'alimentation et le travail	245

FERRURE | 247 |
Organisation du pied	248
Description du fer	252
Opération du ferrage	254
Caractères d'une bonne ferrure	255
Accidents occasionnés par la ferrure	256
Renouvellement de la ferrure	257
Systèmes de ferrure	257
Chevaux difficiles à ferrer	265
Hygiène du pied	266

NOTIONS MÉDICALES | 266 |
Blessures par la selle	269
Blessures par le collier	273
Cheval couronné	273
Plaies par coup de pied	274
Plaies par prise de longe	274
Crevasses	275
Les plaies en général	275
Boiteries	275
Coliques	276
Échauboulure	278
Courbature, fourbure	278
Morve, farcin	279

TROIS ANS.

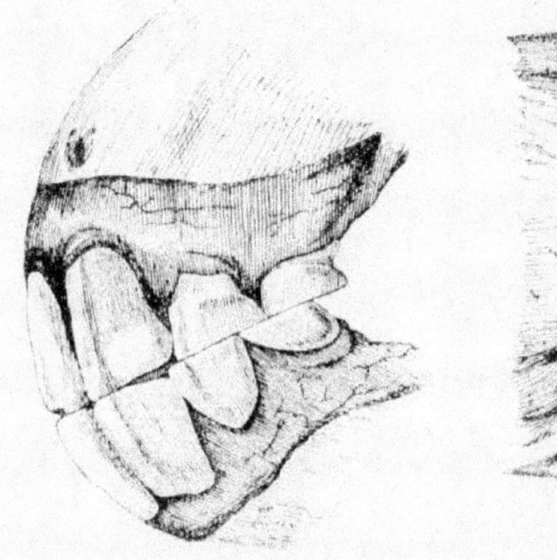 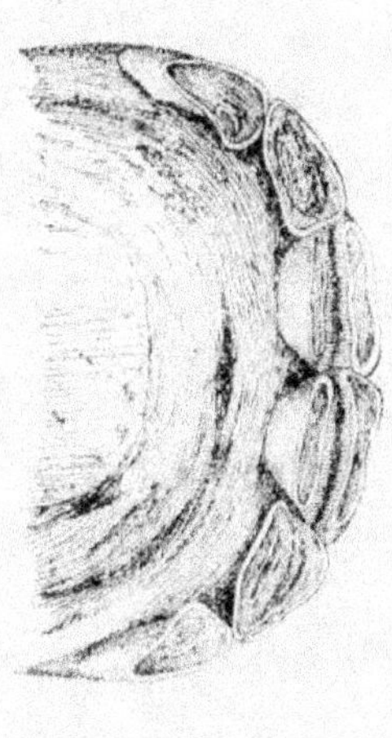

QUATRE ANS.

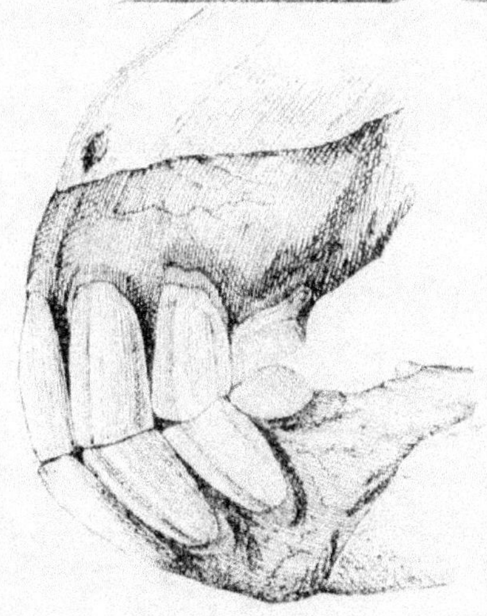 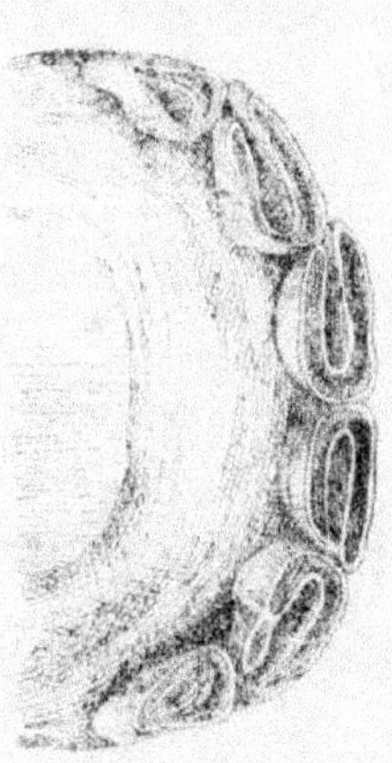

CINQ ANS.

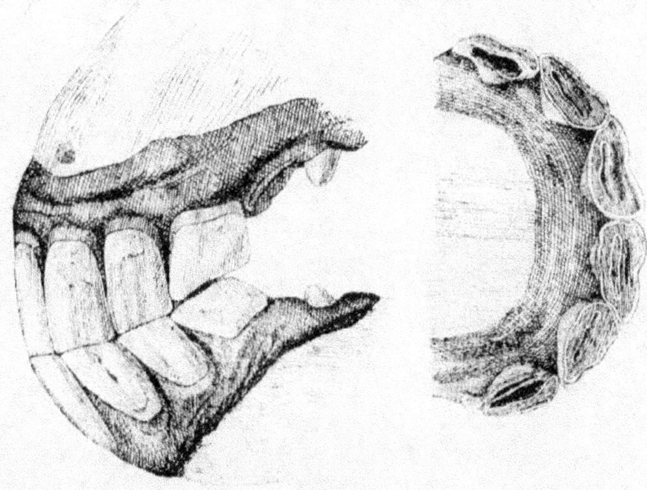

SIX ANS.

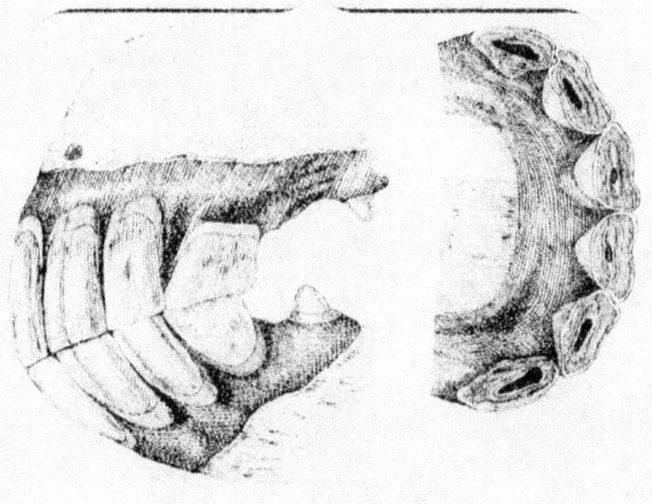

SEPT ANS.

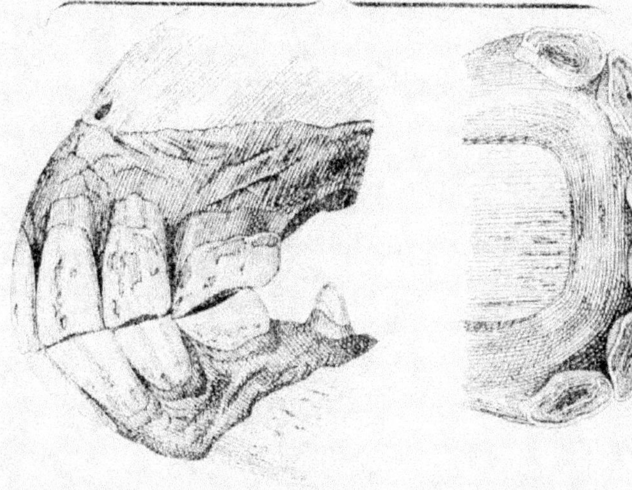

HUIT ANS

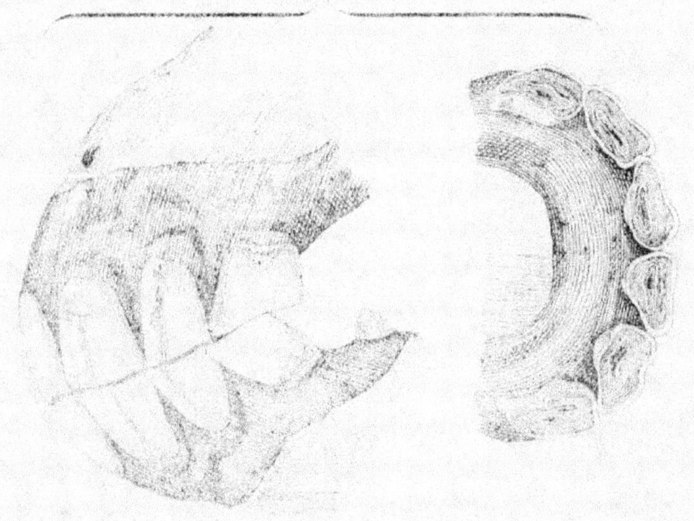

NEUF ANS.

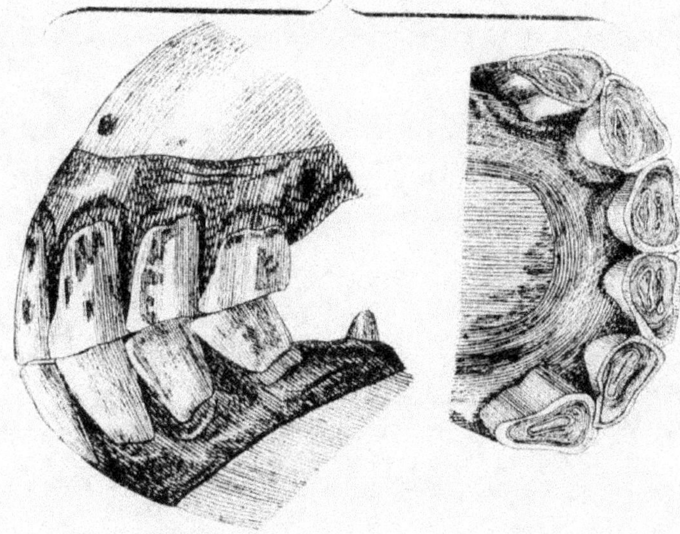

DIX ANS.

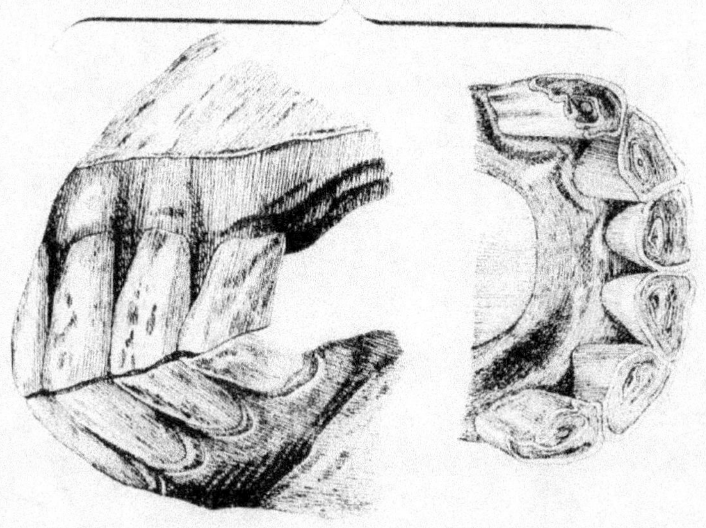

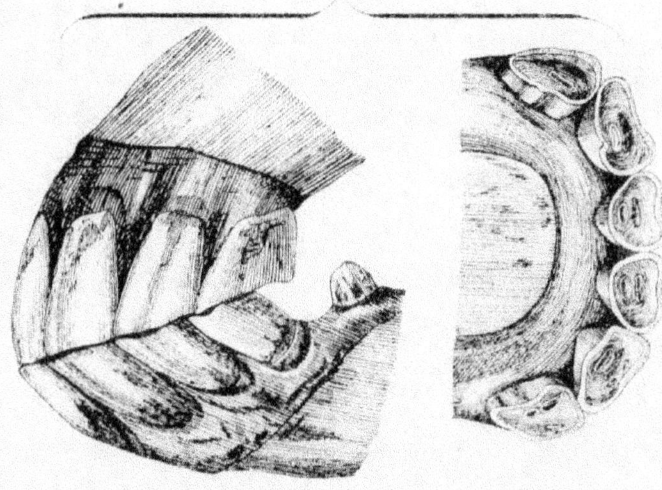
ONZE ANS.

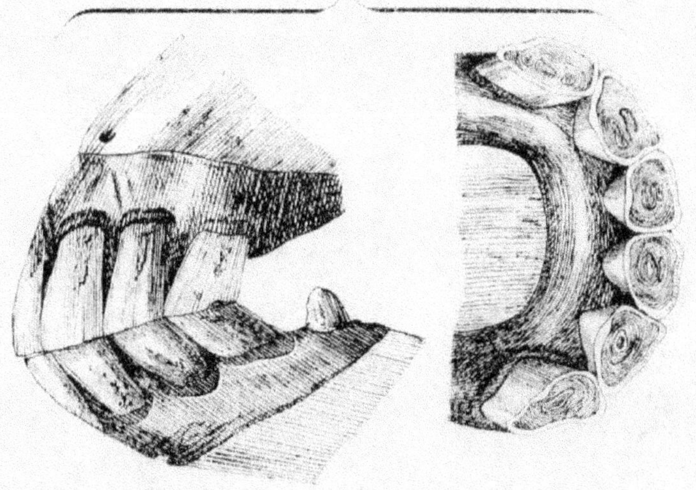
DOUZE ANS.

TREIZE ANS.

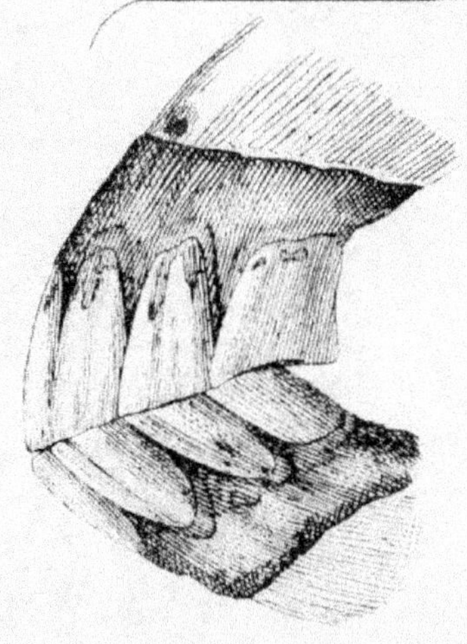

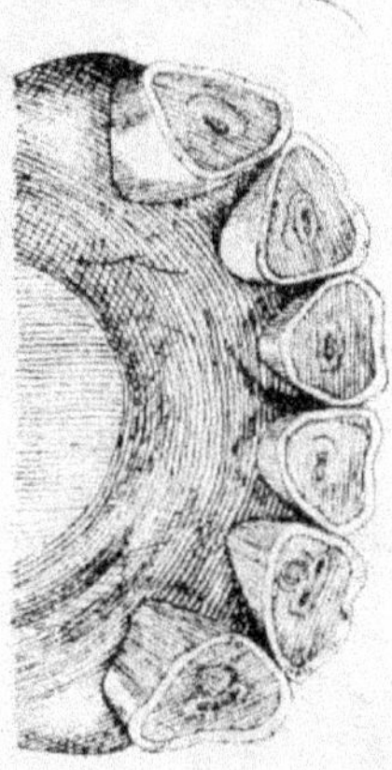

QUINZE ANS.

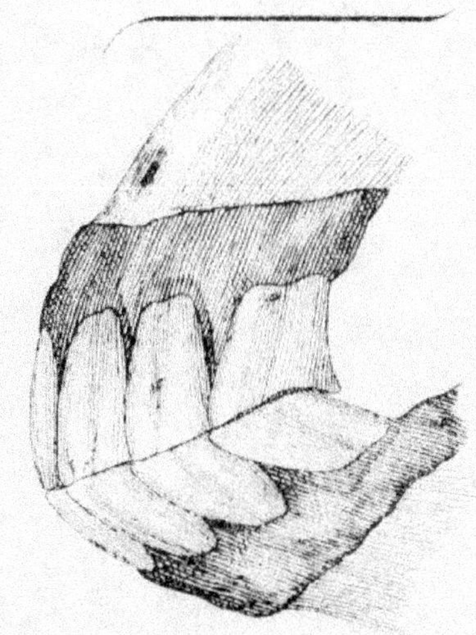

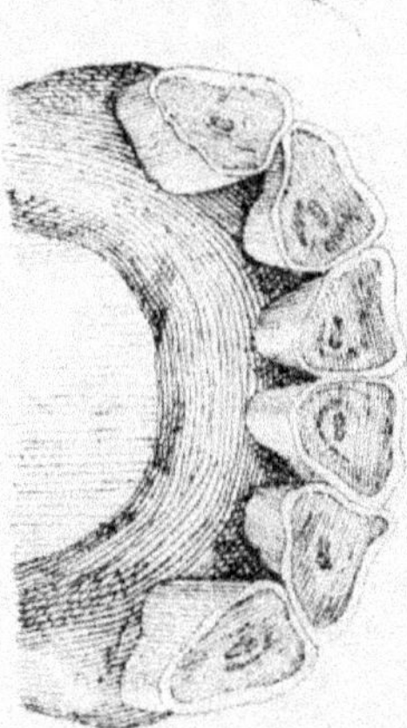

DIX-SEPT ANS.

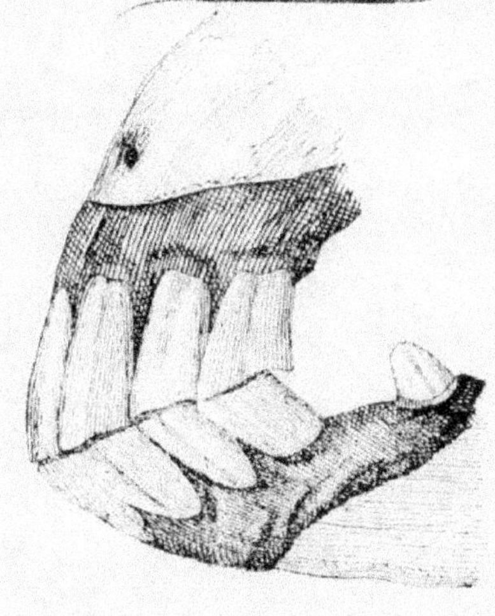
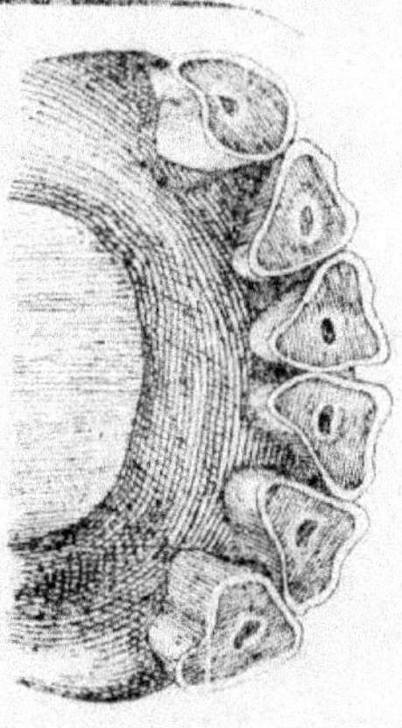

DIX-NEUF ANS.

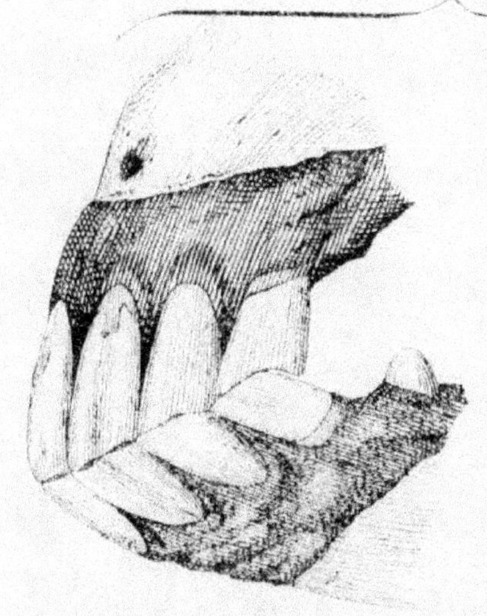
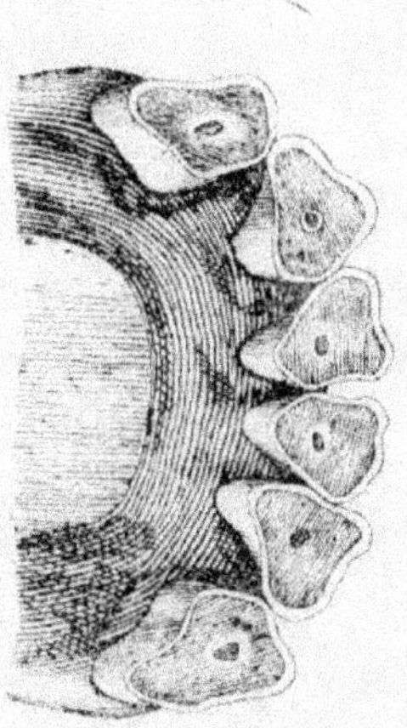

VINGT ET UN ANS.

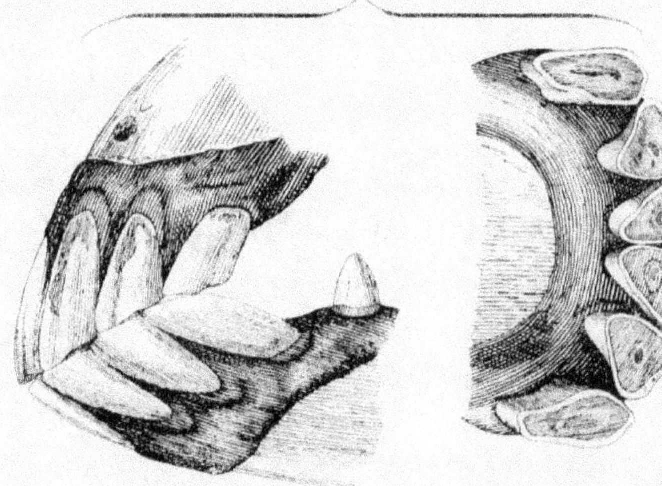

TRENTE ANS.

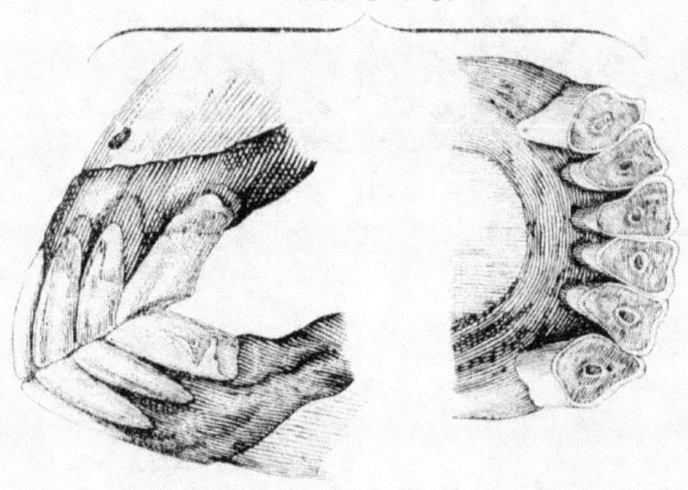

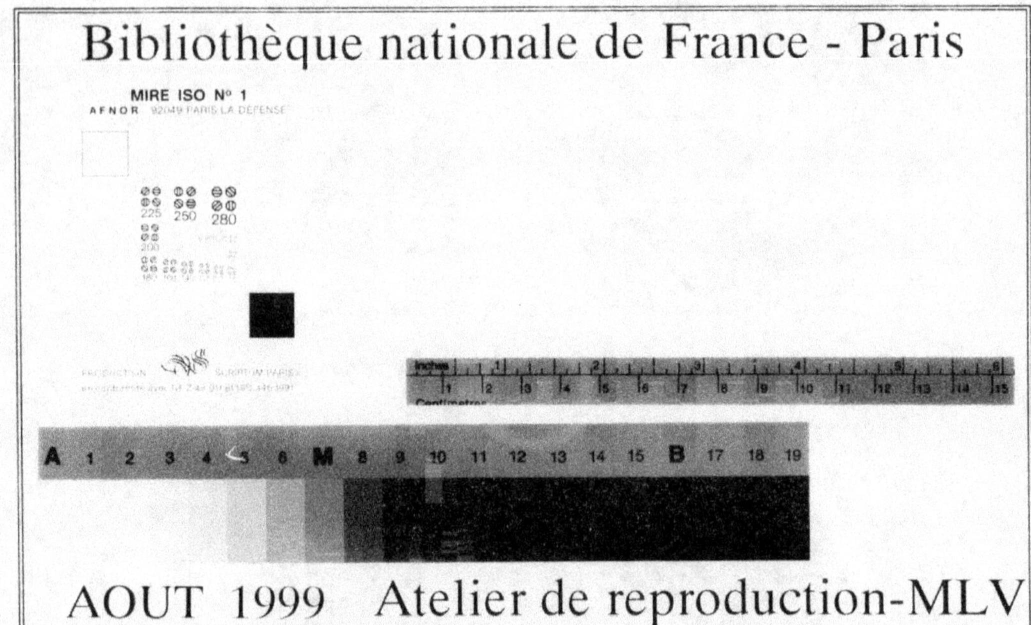

Bibliothèque nationale de France - Paris
MIRE ISO N° 1
AFNOR 92049 PARIS LA DÉFENSE
225 250 280
200
Inches
Centimetres
A 1 2 3 4 5 6 M 8 9 10 11 12 13 14 15 B 17 18 19
AOUT 1999 Atelier de reproduction-MLV